歯科麻酔のスペシャリストだから、
ここまでできる！

本当に痛くない、怖くない歯の治療

麻酔の注射も痛くない！

歯学博士
伊東　哲

現代書林

はじめに

歯科医院で「痛みのない治療」を受けられるのをご存じですか

私にとって「痛みのない治療」は歯科医師としての大前提です。

私は東京歯科大学を卒業後、大学院に進んで歯科麻酔学を専攻。大学院修了後も大学の歯科麻酔科の講師や医局長として勤務していました。

大学の付属病院では、患者さんの恐怖心や不安を取り除き、手術後も痛くなく快適に過ごせるように処置を行ってきました。ですから、「痛みのない治療」は私にとって当たり前のことだったのです。

一般的に治療時に局所麻酔をしますが、処置が終わって麻酔が切れたら痛いのは仕方ないという風潮があります。しかし、私には治療中も治療後も、患者さんが快適に過ごせるようにしなければいけない、という信念があります。昭和59年の開業以来30年余り、患者さんに絶対に痛い思いをさせないというモットーを貫いてきました。

こう書くと、「なんだ、偉そうに。ただ麻酔を注射するだけじゃないか」と思われるかもしれません。

しかし、注射を痛くないように打つには、基本的な痛くない針の刺し方や薬剤注入の知識、経験のほか、時間と手間をかけなければいけません。

歯茎に局所麻酔をする時、私は注射を打つ前に針を刺した時の痛みがないように、痛み止めの表面麻酔のシールを貼ります。唾液をふいて乾燥させてからシールを貼って5分待てばよく効きます。5分も経たないうちに性急にシールをはがしてしまうと効果は半減しますが、短時間で多くの患者さんを診ようとすると、麻酔効果が出てくるまでの時間が待てなくなります。これは基本的操作法なのですが、残念なことに待てない歯科医師が少なくありません。

また、患者さんの不安や恐怖を取り除くため、患者さんが眠ってリラックスできる「静脈内鎮静法」を行うこともあります。

これは、静脈からゆっくりと眠くなる薬剤を入れていく方法です。患者さんは全く痛みを感じないですみ、治療中の記憶が残りません。しかし、静脈に注射するのは、経験の少ない歯科医師にとって技術的に難しいことで、誰でもできることではありません。

そのほか、過去に歯科医院で痛い思いをしたことがトラウマ（心的外傷）となって、診療台に上がることすらできない患者さんもいます。コミュニケーションをとり、リラックスしていただいて、診療台に座るようになるまで何時間もかかることもあるのです。

このように、患者さんにとって快適な「痛みのない治療」を実践するには、基本を遵守することを前提に、さらに解剖学などの専門知識、テクニック、経験、コミュニケーション力など、高い専門性と総合力が必要とされているのです。

最近は〝無痛治療〟を標榜する歯科医院が増えています。インターネットで検索すると、数え切れないほどの数の歯科医院の名前が出てきます。

しかし、麻酔を専門的に勉強した歯科医師はそれほど多くはいません。私は歯科麻酔学会の認定医であり、専門医の認定も受けています。専門医の申請には数多くの症例が必要で、審査委員の口頭試問にも合格しなければなりません。現在、静岡県では私を含め2人しかいません。大学病院が多い東京都でも50名余りです。したがって、歯科麻酔について専門知識と技術を持った歯科医師は限られているのです。

恐怖心や不安のある患者さんに静脈内鎮静法を併用し、鎮静薬の効果でリラックスして快適な気分になったところで、電動注射器を使って局所麻酔を打ちます。局所麻酔薬の注射自体も痛くなく、治療中はもちろん治療後も全く痛みを感じない――。これが本当の「痛みのない治療」だと私は考えています。

「痛みのない治療」の良い点は、1～2時間かかる丁寧な治療を行っても、途中で患者さんは何の苦痛も感じず、あるいは眠っている間に治療が終わってしまうことです。一方、短時間ですませる治療は、恐らくそれなりのものでしかないだろうと想像できます。

私の考える本当の「痛みのない治療」は、全く痛みを感じないで丁寧な治療を受けられるわけですから、患者さんにとってこんなに良い治療法はないでしょう。

実際に私の歯科医院で静脈内鎮静法を受けた患者さんは、鎮静法を終えた後は治療を受けた記憶もなく、「知らない間に治療が終わっていた！」と喜んで帰宅されます。痛い思いをしないので、次回から歯科医院に来るのがおっくうになりません。歯医者嫌いから治療が遅れることがなくなり、健康な歯を維持できるようになります。

しかし、残念ながら本当の「痛みのない治療」を行っている歯科医院は非常に少ない、と言わざるを得ません。また、静脈内鎮静法を受けるには大学病院に行かなければ、と思い込んでいる患者さんも多いようです。しかし、個人の歯科医院でも、高い専門性をもって「痛みのない治療」ができるところがあることを知っていただきたいと思って本書を執筆しました。

本書をきっかけとして、本当の「痛みのない治療」を受けていただき、歯医者嫌いの患者さんが少しでも減ってくれれば、こんなにうれしいことはありません。

伊東　哲

目次

第 2 章

これが伊東式「痛みのない治療」だ

第 3 章

第4章

体に負担をかけない 高齢者のための静脈内鎮静法

第1章

歯医者さんに怖くて行けない人のための「痛みのない治療」

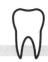

意外に多い「歯医者が怖い」という歯科処置恐怖症

「歯医者に行くのが好き」という人はほとんどいないでしょう。キーンという音を聞きながら歯を削られるのは、快適とは言えません。歯茎に局所麻酔を打たれるのも怖いはず。大きく口を開け続けるのも苦痛です。でも皆さん、歯を治療するには仕方ないとあきらめて、我慢しているのではないでしょうか。

「歯医者が怖くて、なかなか治療に行けない」という患者さんも少なくありません。子どもの頃に歯科医院で痛い思いをしたことがトラウマになっているケースがあります。

大人になっても、歯科医師に「こんな痛みぐらい我慢してください」と言われ、そうした経験がトラウマとなって、自分の意志では歯科医院に行けなくなってしまうのです。こうした歯科処置恐怖症の人は、意外に多いのです。

初診時に「怖くて怖くて仕方ない」「注射を打たれて、ガァーッと削られると思うと、怖くて前の日から眠れなかった」「歯医者に来ると心臓がドキドキする」と訴える患者さんがいます。

また、診療台で口を開けてもらい、中を診ようと器具を入れただけで「ウッ」とえずいてしまい、それからは何もさせようとしない患者さんもいます。

つい最近も、局所麻酔の注射をされ、「もうイヤだ」と嘆いている患者さんがいました。この方は私の知り合いで、歯科材料業者の40代の男性です。

抜歯のため大学病院を紹介してもらったそうですが、歯科麻酔科が関与しなかったため、抜歯の際の局所麻酔注射の針が、あたかも「焼き火箸が突き刺さってくるような」、今までの人生で経験したことのない「痛みの恐怖だった」と語ってくれました。

大学病院でもいまだにこのようなことをしていることに驚いてしまいます。

大学病院に勤務していた時には、毎回治療するたびに全身麻酔をかけなければいけない40代の男性の患者さんがいました。

治療自体は通常のむし歯の治療で、むし歯になっている部分を削って被せ物をするという単純なものでしたが、患者さんは治療室に入るだけで怖いようでした。「口を開けてください」と言いながら私が近づくだけで「オエッ」とえずいてしまうのです。そのままでは何の治療もできないので、仕方なく1回ごとに全身麻酔をかけて治療をしました。

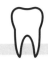

歯科処置恐怖症の原因は歯科医師の態度

歯科処置恐怖症の患者さんは、以前に歯科医院で怖い思いをしています。

特に子どもの頃に歯科医師に「痛いのは我慢しろ!」と叱られたり、怖くて泣き叫んでいるのに何人もの大人に押さえつけられて麻酔の注射を打たれたり……。そんな体験がトラウマになってしまうと、大人になっても「歯医者は怖い」という思いが消えません。

大人になっても、治療中に「痛い！」と思わず声を上げると、「もう少しだから我慢して！」と歯科医師に言われ、自分が悪いように感じてしまい、それから歯科医院に行けなくなってしまう人もいます。

私の歯科医院でも、こんな例がありました。アメリカに住んでいる小学生が、夏休みに祖父母のいる静岡に帰ってきていました。アメリカの歯科医院で押さえつけられて麻酔の注射を打たれたことがトラウマになっていて、診察室までなかなか入って来られません。話をして説得し、自分で診療台に上がるまで何日もかかりました。

アメリカは健康保険制度がなく自由診療です。子どもが嫌がっても、麻酔の注射を打って治療すれば高額の治療費を請求できますから、押さえつけてでも注射を打ってしまうのでしょう。

子どもにしてみれば、嫌で暴れているのに無理やり口を開けさせられ、いきなり注射を打たれる（襲われている）のですから、怖いのは当たり前です。歯科医師も子どもが暴れているので、すばやく注射を打とうとして瞬時にビュッと刺す（攻撃する）ので痛いわけです。

そんなことをしても、よけいに歯科処置恐怖症にさせるだけで、子どもの将来を考えたら良いことではないと思います。将来、むし歯になることもあるし、矯正の必要も出てくるかもしれません。そうなった時に、自分で納得して治療を受けられるようにすることが重要なのではないでしょうか。

子どもが暴れてしまうと、治療することが困難になります。だからといって、無理やり押さえつけて全身麻酔で治療をするのではなく、決してウソはつかずにコミュニケーションをとって、歯の治療は痛くないということを理解させ治療を行うことが、将来の歯科処置恐怖症の患者さんをなくすことにつながるのではないでしょうか。

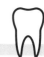

子どもに納得させてから治療を

私は子どもにも「歯の治療は痛くないんだよ。でも、それには注射を打たないとできないんだ」ときちんと説明します。

麻酔をかける時にも、わかりやすく説明をしてコミュニケーションをとっています。週1日勤務している市内の総合病院での手術で子どもに全身麻酔をする場合、マスクで口と鼻を覆い、そこから麻酔薬を吸入させて、眠らせてから点滴を注射します。しかし、麻酔薬はガス臭い匂いがします。

「マスクから臭い匂いが出てくるんだよ。臭い匂いをかがないようにするにはどうしたらいい？　息止めたら苦しくなっちゃう！　口で吸う？　鼻で吸う？」

「鼻で吸ったら臭い匂いを嗅いじゃうよ。だから、口で吸って、口でフーッと出して。そうしたら自然に眠っちゃうからね」

実際にマスクで口と鼻を覆い、麻酔薬の吸入を始めてからも会話を続けます。「フーッと口で吸って、フーッと出して。あ、できている。すごいね」子どもの様子を見ながら麻酔薬の濃度を上げていくと、そのうち子どもは眠ってしまいます。

ここまでは母親にも同席してもらい、一緒に見ていてもらいます。「麻酔でお子さんが眠ったので、これから治療を行います」と説明し、その後は母親には待合室で待ってもらうように指示します。

このように、子どもにも丁寧に説明して納得させることが大事です。何も説明せずに、「痛くないからね」と言いつつ、ワッとマスクを被せて、いきなりガス臭い麻酔薬を吸入させれば息がしづらいし、子どもは怖いと思うでしょう。

麻酔を使わない治療でも、子どもに治療器具を触らせ「これで歯を削るんだよ。水も出てくるからね」と事前に言っておきます。そうすれば、いきなり水が出てきても、子どもは驚きません。時間をかけて丁寧に説明することで、子どもは「歯医者は怖い」という気持ちを抱かなくてもすむのです。

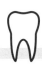

歯科処置恐怖症の人は、歯がどんどん失われてしまう恐れが……

とは言え、子どもの頃に歯科医院で恐怖ともいえる体験をしてしまった人は、大人になっても歯科医院に行くことができなくなります。多少の痛みを我慢してしまうのです。その結果、口の中の状態は悲惨なことになってしまいます。

私の歯科医院にも歯科処置恐怖症の患者さんが来ます。

30代の女性の患者さんですが、歯のほとんどがむし歯になっていて、どの歯もボロボロで根っこがかろうじて残っている状態です。

通常ならば物を噛めないでしょう。歯が欠けて尖ってしまい舌が痛くなるし、舌の置き場がなくなると思うのですが、長い年月をかけて徐々にボロボロになっていったので、舌も慣れてしまい、その状態なりに噛めるので、どうにかこ

上顎歯牙がむし歯で、
ほとんど根っこしか残っていない患者さん

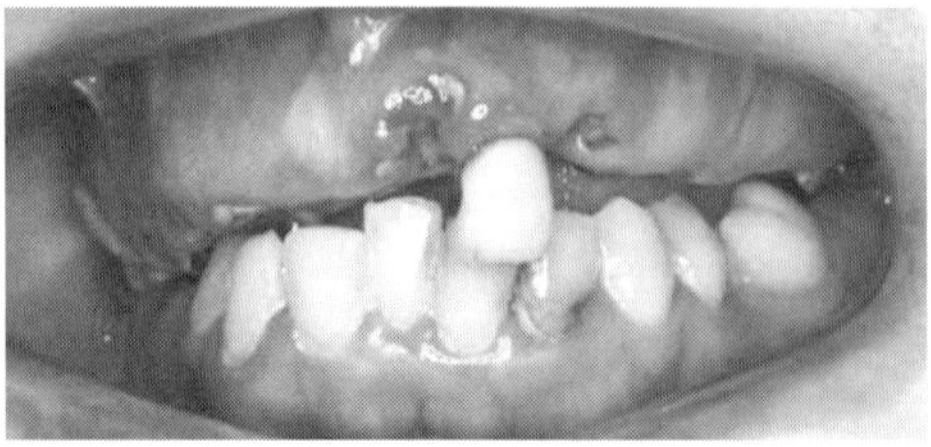

◀正面

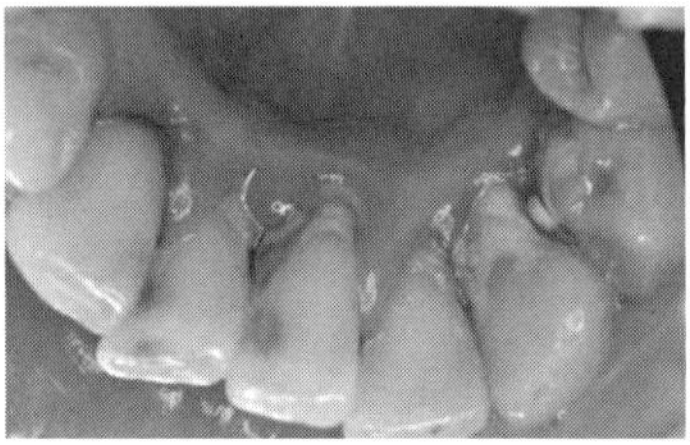

▲下顎前歯舌側

上顎咬合面▶

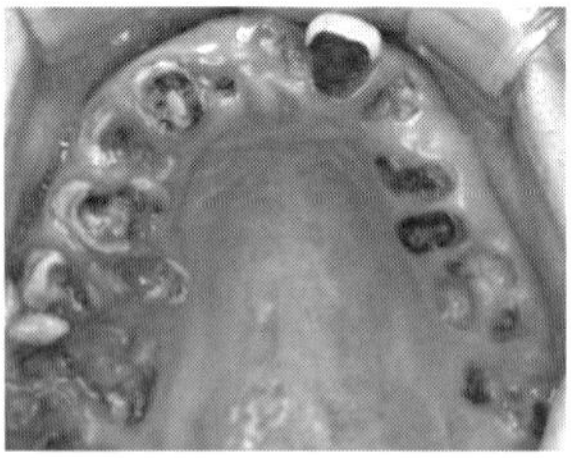

下顎咬合面▶

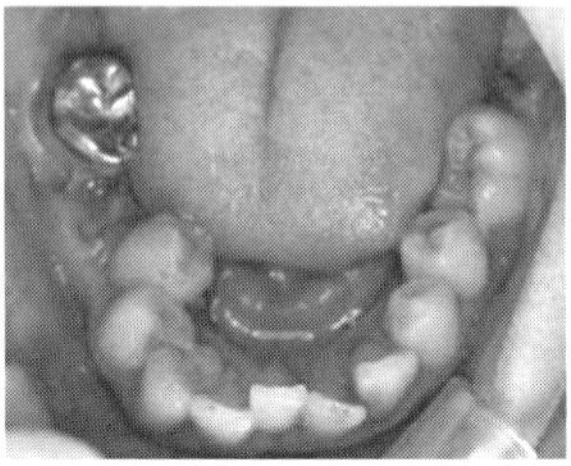

うにか食事もできていたようです。

また、歯科処置恐怖症で歯周病になっていた30代の男性の患者さんもいました。「歯が自然に抜けてしまったんだけど」と来院されたのですが、上下の歯がどれもブランブランになっているのです。

歯肉を押さえると、ウミが出てくるほど歯周病が進んでいました。やはり、通常なら物を噛めない状態なのですが「食事はできている」と答えます。やはり、10年、20年かけて歯周病が進行しているので、自分では普通の状態に思えているようでした。ただし、硬い食物は食べられていないはずです。

このように歯科処置恐怖症のままでいれば、歯がどんどん失われてしまう可能性は高いのです。

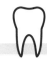

歯科処置恐怖症の人こそ静脈内鎮静法が必要

歯医者に行くのが怖いからと、治療が必要な歯を放置しておいてよいはずがありません。歯科処置恐怖症の人には、痛さを感じずに治療を受けられる静脈内鎮静法がオススメです。

静脈内鎮静法は、鎮静薬を注射して眠っている間に治療するので、痛みをまったく感じません。一度、静脈内鎮静法を経験すれば、歯医者が怖くて行けない、ということがなくなります。歯の治療を受けられるようになれば、自分の歯を維持できるかもしれません。

あるいは入れ歯やインプラントを入れることで、物をしっかりと噛めるようになり、心身ともに健康になることができるでしょう。

前述した30代の女性の患者さんは、静脈内鎮静法で静脈に鎮静薬を注射で打ち、局所麻酔を併用して1回で10本の歯を抜いて、その場で前もってつくっておいた入れ歯を装着しました。

1本ずつ抜いていたら、長い期間がかかってしまいます。しかし静脈内鎮静法ならば、患者さんは何の苦痛もなく、2~3時間で治療が受けられるのです。

抜歯前は歯が根っこしかない状態でしたから、本人もできるだけ口を開けないようにしていて、しゃべる時は手で口を隠していました。普段は歯が見えないようにマスクをしていたようです。表情は暗く、笑うことはありませんでした。

ところが、入れ歯が入ると表情が一変しました。生き生きとして、見違えるような明るい表情になったのです。笑顔が増え、会話も多くなりました。

そして、2~3時間かかる治療を行っても、少しも痛くなかったことに驚いていました。「何も痛くありませんでした」とびっくりしているのです。

ある時、新聞を読んでいたら「苦手な抜歯　血圧上昇」というタイトルで読者が投稿したコラムがありました（『朝日新聞』２０１６年9月16日ひととき欄）。内容を抜粋します。

右と左の奥歯の差し歯が相次いで取れてしまい、かむことができなくなったうえに根っこが痛み出した。歯医者に行くと、案の定、「次回は抜歯します」と宣告された。

大の歯医者嫌いの私は以前、「次回は抜歯します」と言われて当日を迎え、急に体の具合が悪くなって治療予約をキャンセルしたことがある。

今回も不安だったが、このところ食卓は豆腐や麺類など軟らかいものばかり。このまま放っておいたら好きな物がいつまでも食べられない。これではいけないと覚悟を決めた。

診察台に上がり、歯医者も抜歯もとにかく苦手なのだと言うと、先生は「血圧計をつけて治療します」。

しかし、準備が進むにつれて、鼓動が激しくなり、ついに赤色灯が点灯し警報音まで鳴ってしまった。驚いて尋ねてみると、人生初の200越え。さすがに先生も抜歯は無理だと判断し、根っこを残して治療してくださった。

（後略）

投稿したのは60代の主婦の方ですが、このような歯科処置恐怖症の人にこそ静脈内鎮静法を受けていただきたいと思いました。

新聞を読みながら、歯科処置恐怖症の人には恐怖心を取り除く静脈内鎮静法があることを知っていただければ、という思いをより強くした次第です。

リラックス外来をご存じですか？

歯科処置恐怖症の人が勇気を振りしぼって歯科医院に行ったとして、そこで歯科医師に「どうして、こんなにひどくなるまで放っておいたんですか！」などと詰問されてしまうと元の木阿弥です。

「やっぱり歯医者は怖い」「自分は歯医者には行ってはいけない人間なんだ」と落ち込んでしまい、二度と行く気になれないでしょう。

歯科処置恐怖症の患者さんを治療するには、患者さんを怖がらせないように話をよく聞き、信頼関係を築いた上で、静脈内鎮静法の説明をして納得してもらうことが大切です。そして、局所麻酔も患者さんに痛みを感じさせないで注射を打つ技術がなければいけません。

どこの歯科医院でもよいわけではないのです。

そこで、最近の歯科大学病院などではリラックス外来を設けている場合があります。歯科治療そのものに恐怖心を持っている人、口に何か入れられるとえずいてしまう嘔吐反射の強い人、歯科治療中に気分が悪くなった経験のある人、親知らずを抜くのが怖い人、認知症の人、長時間の口腔外科の手術を受ける人などを対象にしています。

患者さんの不安や恐怖を取り除いて治療をする専門外来です。

リラックス外来では、血圧計や心電図などを使ってモニタリングを行い、全身を管理しながら局所麻酔をする静脈内鎮静法を行います。治療を担当するのは日本歯科麻酔学会の専門医や認定医の場合がほとんどです。

私の歯科医院は全国でも数少ないリラックス外来を設置しています。私は日本歯科麻酔学会の専門医と認定医であり、一般の歯科医師に麻酔の打ち方を教えるセミナーも開催しています。個人の歯科医院ではありますが、大学病院に劣らず専門的な治療ができると自負しています。

「痛みのない治療」は患者さんとの信頼関係が基本

歯科処置恐怖症の患者さんが来院された場合、まず、お話をよく聞くことから始めます。

「痛いのは嫌ですよね」「絶対痛くしてほしくないですよね」などと話しかけてみます。すると、それまでに歯科医院でどんな対応をされてきたかを話してくれることが多いのです。

相手の目を見て、身を入れて話を聞き、「一生懸命聞いています。あなたを痛くしないで治そうと思っています」という気持ちが、患者さんに伝わるようにしています。

従来の問診は「どの歯が痛いのですか」「いつから痛くなったのですか」「何もしなくてもズキズキと痛むのですか、それとも触るとズキッとするのですか」など、歯科医師が確認したいことだけを質問していました。

今は「医療面接」と言って、患者さんの身になって会話することが重要とされています。

「昨夜から痛かったのなら、寝られなかったんじゃないですか」

「痛くてご飯が食べられなかったんですか。じゃあ、お腹すいているでしょう」などと患者さんに寄り添いながら話を聞き出し、「一緒に頑張って治しますから」という歯科医師の姿勢を見せることが大事なのです。患者さんの言うことを否定せず、相槌を打ちながら聞くことも大切です。

相手の身になって話を聞くことを何回か重ねることで、「この人に任せても大丈夫だ」と、患者さんは私を信頼してくれるようになります。

信頼関係が築けたところで、治療計画を具体的に説明して納得していただくようにしています。

第2章

これが伊東式「痛みのない治療」だ

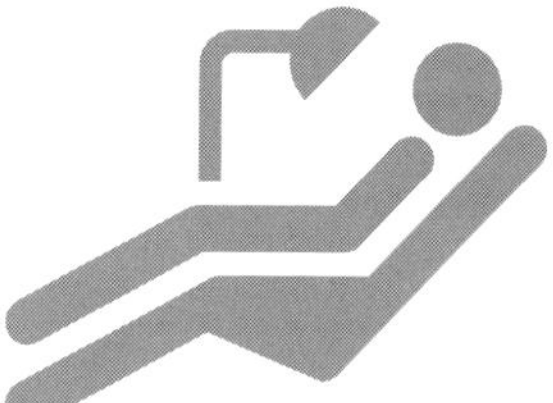

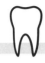

歯科麻酔にはさまざまな種類があるのをご存じですか？

皆さんは歯科麻酔と聞くと、歯茎にブスッと注射を打たれ、やがてしびれてくる局所麻酔のことを思い浮かべるのではないでしょうか。

歯科治療では、むし歯や親知らずの抜歯、インプラント手術などで局所麻酔は欠かせません。しかし、その局所麻酔自体が「痛くて怖い」と感じたり、歯を削ったり詰め物をしたりする治療でも「痛い」「不快だ」と感じる患者さんも少なくありません。

そうした患者さんに対して恐怖心や不安を取り除くために、精神鎮静法という方法があります。

主に行われているのは2種類で、一つは笑気吸入鎮静法です。リラックス効果のある笑気ガスを、鼻を覆うマスクから吸入します。気持ちがラクになり、痛みの感覚も鈍ってきます。

もう一つの方法が静脈内鎮静法で、静脈に鎮静薬を注射する方法です。しかし、治療中、心臓や呼吸、血圧などの状態をモニタリングして管理することが必要になります。

笑気吸入鎮静法も静脈内鎮静法もリラックス効果が得られますが、歯の神経を取ったり抜歯などの痛みをなくすことはできません。したがって、そのような治療時には局所麻酔を併用します。

そして、局所麻酔、精神鎮静法のほかに全身麻酔もあります。全身麻酔は口腔外科の大がかりな手術、あるいは障害のある患者さんなどに行われます。麻酔中は全身の状態を歯科麻酔科医が管理しなければいけないので、設備が整った医療施設でないとできません。

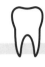

私のオススメは静脈内鎮静法です

私の歯科医院で行っている精神鎮静法は静脈内鎮静法です。

笑気吸入鎮静法に比べて、静脈内鎮静法は確実性があります。笑気吸入鎮静法の場合、人によって吐き気を催すことがあります。快適さを求めて精神鎮静法を行うのに、吐き気などの不快感が出たら意味がありません。

また、笑気ガスを鼻から吸う時に、どうしてもマスクから漏れが出てきます。漏れによって笑気ガスの濃度が希釈されると、確実性が低くなりがちです。

そのほか、笑気ガスは亜酸化窒素です。マスクからは適正濃度の亜酸化窒素が出ているのですが、マスクと鼻との密着性がないので、どうしても笑気ガスが大気中に放出されてしまい、口腔外バキュームを使用することが推奨されています。大気汚染を防ぐためにも、笑気ガスは使用を控えるのが好ましいと考えます。

静脈内鎮静法のメリットは、鎮静薬を確実に体内に入れることができ、同時に確実な鎮静効果が得られることが第一だと思います。静脈内鎮静法ならば、患者さんは間違いなくリラックスできるのです。

そして、治療中に「口を開けてください」と言うと、患者さんはしっかりと口を開けてくれるので、意識が残っていることも大きなメリットです。意識がなくなる全身麻酔では自主的な呼吸が難しくなるのですが、静脈内鎮静法ではそれができます。歯科医師にとって施術しやすい状態と言えます。

患者さんにとっても、静脈内鎮静法は健忘効果があるため、治療中に多少の不快さを感じたとしても、鎮静法を終えると何も覚えていないので、治療の不快な記憶が残りません。

鎮静中も、患者さんは歯の治療中だということが意識の隅に残っています。治療中に私の手が口の中に触れて「アッ」と驚くことがありますが、そんな場合は、治療中だということをフッと忘れているのです。

「今、歯医者ですよ」と言うと、「アー、そう」とうなずいて理解し、また眠ってしまわれます。ですが、治療後にそんなやりとりがあったことは、まったく覚えていません。鎮静法を終えた時、「これからやるのかと思った」と言う患者さんもいるくらいです。

このような、治療中の記憶がなくなる健忘効果は、静脈内鎮静法にとって大事なことなのです。

そして、使用する鎮静薬の特徴として筋肉の緊張を和らげる効果があります。そのため、患者さんの体が疲れにくいのもメリットです。

静脈内鎮静法を行わないで治療する場合、患者さんに口を開けていてもらえるのは30分が限度です。30分以上になると「疲れた」と言われます。しかし静脈内鎮静法を行った場合、1時間以上治療を続けても疲れたそぶりがありません。

そのほか、覚醒がクリアなことも静脈内鎮静法の特徴です。治療が終わると、患者さんは「あー、スッキリした」「いい気持ちで眠っていた」と言います。薬剤の的確な使用で、フラフラしたりグッタリすることはありません。

全身麻酔は人材と設備の整った医療機関で

私は週1日、市内の総合病院麻酔科に勤務しています。口腔外科の手術に立ち会いますが、ここでは全身麻酔も行っています。

全身麻酔は吸入麻酔薬を使う場合が多いのですが、術後の嘔吐が見られることもあります。ですので、私は大人にはなるべく吸入麻酔薬を一切使用しない全静脈麻酔という方法を選んでいます。手術が終わったあとの嘔吐が非常に少なく、覚醒もスッキリしています。

口腔外科で上あごの一部を取ったり、下あごを動かしたりするような手術の場合、まず全身麻酔をかけた上で、頭蓋底まで届くブロック注射で長い時間効果のある局所麻酔をします。10時間以上効くようにして、患者さんが術後も痛みを感じないようにしています。

ちなみに、ブロック注射というのは、神経の根元に局所麻酔薬を入れ、痛みを緩和、消失させるものです。ブロック注射などで痛みを緩和する治療をペインクリニックと言いますが、実は私はペインクリニックで有名な東京・五反田にある病院の研修に行っていました。

話がそれましたが、全身麻酔では静脈麻酔薬とともに麻薬も使って、術後も痛みがないようにしています。

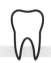

歯科麻酔の専門家は非常に少ないのが現状

「はじめに」でも触れましたが、歯科麻酔を勉強している歯科医師は非常に少ないのが現状です。

日本には歯科診療所が約6万8600か所あり（厚生労働省・平成26年医療施設調査）、歯科医師は約10万4000人います（厚生労働省・平成26年医師・歯科医師数調査）。その中で日本歯科麻酔学会の会員は2369人（2013年9月30日）に過ぎません。

そして、日本歯科麻酔学会では「専門医」や「認定医」、「登録医」などを認定しています。

「専門医」は5年間で500例の症例が必要で、筆記試験と口頭試問に合格した歯科医師が認定されます。専門知識はもちろん、豊富な経験がなければ取得できません。静岡県では私を含め2人しかいません。1人しかいない県も多くあります。

「認定医」は全身麻酔を施す能力を持ち、学術論文の発表、200例以上の全身麻酔症例、50例以上の静脈内鎮静症例があり、筆記試験と口頭試問に合格した歯科医師が認定されます。静岡県では12人います。

最近できたのが「登録医」です。歯科治療時の全身管理や救急処置について自己研修を行っている歯科医師を認定したもので、精神鎮静法などの全身管理を行った1症例の報告が必要です。質の高い歯科医療を提供するために、新たに始めた制度ということです。「専門医」や「認定医」ほどの経験はありませんが、歯科麻酔の基本をしっかり勉強しているというベースがあります。

このように、歯科麻酔に習熟している歯科医師は極めて限られていると言わざるを得ません。多くの歯科医師は局所麻酔しか打ったことがないと思われます。「チクッとしますが、ちょっと我慢してくださいね」と言って、ブスッと注射を打つというやり方では、残念ながら患者さんの痛みを和らげる配慮が足りません。

歯科医師自身、痛みを受けることはイヤだと思います。だとすれば、患者さんに痛みを加えるのは他人だからかまわないのでしょうか。本当は、歯科医師全員が「痛みのない治療」を実践すべきなのです。

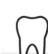

静脈内鎮静法を行うには技術力と専門知識が必要

　リラックス効果が得られる静脈内鎮静法ですが、静脈に注射すること、患者さんの全身管理が必要なことが、局所麻酔しか経験のない一般の歯科医師にとって高いハードルとなっているようです。

「痛くない治療です」と謳《うた》っているのに、最初の注射で「アッ、痛い！」となったらダメでしょう。患者さんが「アレ、もう針が刺さっているんだ」と気付かないくらい穏やかに注射するには、基本を遵守することと豊富な経験が必要なのです。

　しかし、局所麻酔しか経験のない歯科医師が、いきなり静脈を確保して患者さんが痛くないように注射するのは極めて難しいでしょう。そこで、歯科麻酔が専門でない一般の歯科医師を対象に、私は筋肉内鎮静法という筋肉に注射する方法をセミナーや講習会、ＤＶＤなどで教えています。静脈に注射するよりも技術的に簡単です。

鎮静効果や健忘効果など静脈内鎮静法と似た効果が得られるので、静脈確保が難しいと感じている歯科医師には筋肉内鎮静法を奨めています。

ただし、確実に鎮静効果が得られ、鎮静の深さと持続時間をコントロールできるという点において、筋肉内鎮静法よりも、血管に注射する静脈内鎮静法のほうが優れています。静脈内鎮静法がベストであり、筋肉内鎮静法はベターということです。

また、静脈内鎮静法は注射を打つ技術だけでなく、患者さんに応じた鎮静薬や静脈麻酔薬の種類や投与量を見極めることも大切です。

静脈に鎮静薬を打ったら、患者さんの表情を見たり、少し話しかけたりして様子を観察します。「口を開けてください」と言えば、口を開くことができる程度の意識を残さなければいけません。

したがって、イビキをかいて寝るほど深く眠らせてしまってはいけません。ただマニュアル通りに鎮静薬を打てばいいわけではなく、患者さんの意識の状態をコントロールできなければならないのです。

全身の管理についての知識も重要になります。治療中は血圧、脈拍などをモニタリングして、安全を確保しなければいけません。モニター用の機器類も必要ですし、血圧が上がったり、脈拍が速くなったりした時などの処置法なども知っておかなければならないのです。

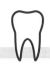

静脈内鎮静法を受けたら、帰りは運転しない

帰宅する頃にはスッキリとした気分になっていますが、鎮静薬によっては眠気を催すものがあります。ですから、患者さんには「治療後に車の運転は控えてください。自転車やバイクも同じです。家族に送迎してもらうか、タクシー

を使ってください。お酒を飲んだら運転しないのと同じことです」とお願いしています。

万一のことを考え、安全を確保するよう周知徹底しています。

局所麻酔も時間と手間を惜しまなければ痛くない

静脈内鎮静法を行わず、局所麻酔だけで治療を行う場合もあります。局所麻酔を痛くなく打つには、時間をかけて、きちんと手順を守ることです。

まず、歯茎の唾液をふいて乾燥させ、表面麻酔のシールを貼ります。そして、シールを貼った後、5分間待ちます。表面麻酔をすることで、チクッという痛みを軽減できます。

ただし、唾液で濡れたままのところに貼ってしまうと、唾液がバリアーとなって効き目が落ちます。5分間待たないと効かないのに、待てない歯科医師もいます。

痛くなく打つには針を刺す角度などテクニックの問題もありますが、まずは手順を守ることが先決です。唾液をふいて乾燥させる、シールを貼ってから5分間待つ――それだけで、患者さんが感じる痛みは軽減するのですから……。

また、抜歯やインプラント手術などで、静脈内鎮静法の後に局所麻酔をする場合、治療中は痛みがないようにしなければいけません。途中で痛みが生じると鎮静法のリラックス効果が消えてしまいます。局所麻酔も1時間以上たてば効果が薄れてきます。

そのため、歯科衛生士や歯科助手に「1時間たったら教えて」と言っておき、時間が来れば再度、局所麻酔をします。1回打てばおしまい、痛がっても我慢させるなど、横着したら痛みのない治療はできません。効率だけを追い求めず、時間と手間を惜しまないことが重要なのです。

局所麻酔にしろ、静脈内鎮静法にしろ、時間と手間をかけることで、痛みのない治療を実現しています。他の歯科医院に行った患者さんが、麻酔の注射が痛かったので「伊東先生のようにやってほしい」と言ったそうですが、取り合ってもらえなかったそうです。

電動注射器を使えば痛くない理由とは……

局所麻酔を痛くなく打つ方法の一つは電動注射器を使うことです。

局所麻酔薬の注入スピードが速いと、歯茎の中に圧力がかかり痛みが生じます。通常の歯科用注射器で注射すると、瞬間的にグッと力が入ったり、ふっと緩んだりしますから、ゆっくりと一定の力で注入し続けるのは難しいのです。

電動注射器はコンピュータ制御によって、一定の速度でゆっくりと注入できるので痛みを感じません。5分以上かけてゆっくりと注入することで、無痛で麻酔をかけられるのです。

歯科用電動注射器なら痛くない！

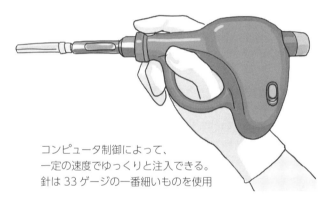

コンピュータ制御によって、
一定の速度でゆっくりと注入できる。
針は 33 ゲージの一番細いものを使用

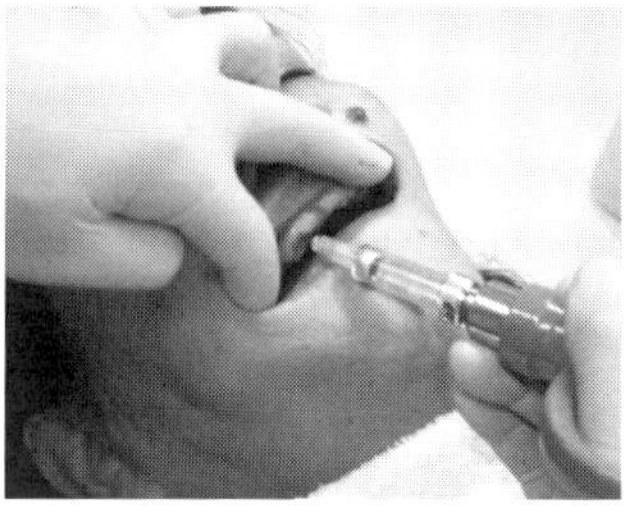

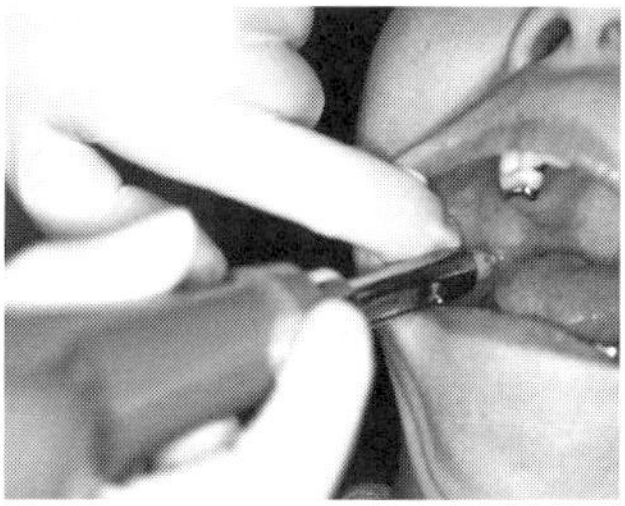

また、針の太さは痛みと関係ないという論文があります。27ゲージ、30ゲージと太さの違う針を使っての検証でした。しかし、現在では31ゲージや33ゲージなど、論文発表時よりも細い針が出てきました。やはり、太い針より細い針のほうが痛くないと思いますので、私は33ゲージの一番細い針を使用しています。

年々、医療機器は進歩しています。電動注射器もさまざまな種類が発売されていますので、その中から私にとって使いやすいものを選んでいます。

痛みは我慢しないで意思表示してください

一般の歯科医院では患者さんに「もし痛かったら手を挙げてください」と言います。しかし、実際に痛いと思って手を挙げると「もうちょっとだから我慢して」などと言われることもあるという話を聞いたことがあります。患者さんにしてみれば、遠慮しながら勇気を出して手を挙げたのに……、という残念な結果になります。

私は「痛かったら絶対我慢したらダメですよ。痛かったら、ちゃんと言ってくださいね」と伝えています。患者さんの表情などは注意深く見ていますが、言ってもらわないとわからないこともあります。後から「痛かったんだけど」と言われることほど、ショックなことはありません。言ってもらえば、すぐに対応したのに……、と。

私は、絶対に痛くない治療を心がけています。

「痛みのない治療」を実践するには、治療後の薬の飲み方の指導も必要

従来は「麻酔が切れたら痛くなっても仕方ない」と、歯科医師も患者さんも思い込んできたのではないでしょうか。

しかし、治療後や手術後も痛みがないのが、本当の痛みのない治療だと私は考えています。麻酔が切れても痛くなく、翌日も大丈夫。ご飯も普通に食べられ、気分よく過ごせるということが大事です。

治療自体が無痛でも、終わってからジワジワと痛みが生じるのでは、「歯科治療は痛い」というマイナスイメージを払拭することはできません。患者さんのＱＯＬ（生活の質）を上げるためには、治療後の痛みもなくすことが大事になってきます。

そのため、私は静脈から化膿止めの薬や痛み止めの薬を入れることもしています。そして、治療後には積極的に痛み止めを服用するように奨めています。

痛み止めは痛くなる前に飲むことがポイントです。「痛くなったら飲んでください」という言い方では、患者さんは痛くなるまで我慢してしまうでしょう。

インプラント手術や難しい抜歯をした場合など、当然、痛み止めを処方します。しかし、ただ薬を渡すだけでは「痛くなかったから飲まなかった」という患者さんが出てきます。

昨今の風潮で、できるだけ薬は減らしたいと思っている患者さんが多いことも考慮しなければいけません。「今、痛くなくても必ず飲んでくださいね。そうすれば痛くなることはありませんから」「飲んでおけば日常生活がラクになりますよ」と説明することが大事なのです。

また、高血圧の患者さんは、痛みを我慢していると血圧が上がってきてしまいます。糖尿病の患者さんは、痛みで食事ができなくなると血糖値が下がってしまいます。そうならないためにも、痛み止めの服用が必要なのです。

現在、ロキソニンというよく使われている痛み止めは、非常に効果がありますが、胃を荒らすなどの副作用が問題になっています。

私はロキソニンを使用していますが、ロキソニンと同様の効果がある痛み止めを主に使用しています。空腹時によく効き、胃を荒らす恐れもありません。朝起きてすぐに服用し、その後、朝食と昼食の間、昼食と夕食の間、夜寝る前に飲むように指示しています。

そのほか、痛み止めの効果がきちんと出るよう、定められた必要量を飲むことも大事です。薬をたくさん飲むと体に悪いのでは……、と勝手に少なめにしてはいけないのです。

もちろん、胃潰瘍などの胃腸系に病気がある場合や他の薬を飲んでいる場合は、痛み止めを飲めないこともありますので、事前のカウンセリングでしっかりと聞き取るようにしています。

無痛治療と静脈内鎮静法

無痛治療(局所麻酔)

処置前 **痛み止めシール**貼布
局所麻酔薬の注射(33Gの針、電動注射器の使用)
持続的な一定速度(ゆっくり)

治療中 **局所麻酔薬**の追加投与

治療後 長く効く**局所麻酔薬**の投与
積極的**鎮痛薬**の服用

静脈内鎮静法

鎮静薬 and ／ or **静脈麻酔薬**を静脈内に注入(投与)する

鎮静・催眠効果▶ リラックスして、眠る
健忘効果▶ 鎮静薬を入れてからは、一定期間のことを覚えていない
筋弛緩効果▶ 筋肉の緊張がなくなるので疲れない

静脈内に**鎮静薬**を投与し、その際、感染予防のため**抗菌薬**投与。さらに、治療後の痛みを抑えるために**鎮痛薬**を静脈内投与する。

第3章

静脈内鎮静法なら、インプラントなど長時間かかる治療がラクになる

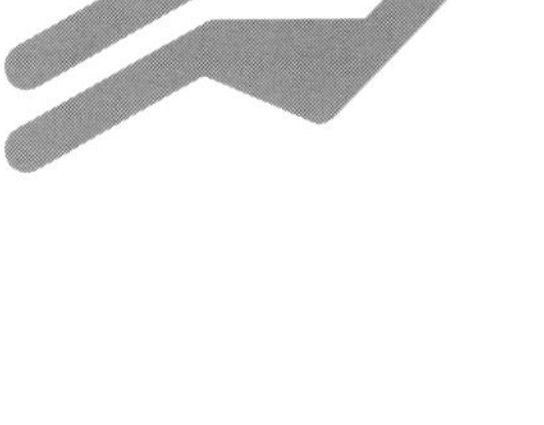

インプラントは「第3の歯」

むし歯や歯周病などで歯を失ってしまった場合、従来はブリッジか入れ歯という選択肢しかありませんでした。最近はインプラントという方法が脚光を浴びています。

１９５２年に金属のチタンを骨に埋めるとチタンと骨がくっつく現象が発見され、１９６５年にスウェーデンでスクリュー状のチタン製の人工歯根をあごの骨に埋める臨床を始め、１９８０年までの15年間のデータを蓄積。その結果が良好であることが学術論文で発表され、世界中でインプラントが行われるようになりました。

インプラントは人工歯根をあごの骨（歯槽骨）に埋め込み、土台と結合して被せ物を装着します。

ブリッジは両隣の健康な歯を削らなければいけませんし、その後もブリッジを支えるため両隣の歯に負担がかかり、清掃が難しくなります。

入れ歯は口の中に異物感があり、毎日はずして清潔に清掃しなければいけないなど手間がかかります。

その点、インプラントは健康な歯を削ることもなく、入れ歯のように取りはずしをしなくてすむので便利です。何より、天然歯と同じように強く噛むことができます。歯が全部なくなったとしても、インプラントを何本か入れ、それを土台とした入れ歯にすれば、物をしっかりと噛むことができるのです。

インプラントは乳歯、永久歯に次ぐ「第3の歯」と呼ばれています。歯としての機能が、それだけ優れているということなのです。

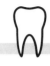

インプラントの普及につれ、さまざまなトラブルも

インプラント自体は素晴らしいものなのですが、日本全国に普及するに従ってさまざまなトラブルが発生し、社会的な問題にまで発展しています。

２０１０年、愛知県豊橋市歯科医師会が厚生労働省記者クラブで会見を行い、市内の歯科医院が使用済みインプラントを他の患者さんに使い回ししていたと発表しました。患者さんに埋めたインプラントが定着せず、抜け落ちたものを滅菌して保管し、他の患者さんに使い回ししていたというのです。

インプラントの再使用は感染症を引き起こす恐れもあり、当然のことながらメーカーで禁止していますし、医療器具などを適正に使用することを医療従事者に義務付ける医療法違反に当たります。インプラントの使い回しなど、ありえないことが起きたことに歯科業界は驚愕しました。

さらに2012年1月にはNHK『クローズアップ現代』で、インプラントのトラブルが急増していることが取り上げられました。

番組では全国の歯学部のある大学病院などにアンケートをしたところ、インプラントを入れた後に不具合を訴えて大学病院に来た患者さんは2年半で2700人以上だというのです。原因として、最初にインプラント手術をした歯科医師の技術や知識不足を挙げた大学病院は86％でした。

インプラントは比較的新しい技術なので、大学の歯学部で実習も含めて教え始めたのは最近になってからです。すでに卒業して歯科医師になっている人は学ぶ機会がなく、インプラントメーカーが開催する数日間の講習会を受けただけで、患者さんにインプラント治療を行ってしまうケースが番組では取り上げられていました。

こうした技術不足、知識不足の歯科医師がインプラント手術を行うと、どうなるのでしょうか。番組では埋入したインプラント（人工歯根）が、下あごの骨の中を通る神経を圧迫して、唇からあごにかけてしびれが出て感覚がなくなり、物を食べる時には手を添えないとこぼれてしまうようになった患者さんの例が紹介されていました。その症状は3年たっても改善されていないそうです。

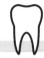

インプラントは口腔外科の専門技術が必要

インプラントは上あごに埋入する場合、骨が薄く柔らかいので上顎洞という空間に突き抜けて炎症を起こす心配があり、下あごに埋入する際には骨の中の神経を傷つけてしまう恐れがあります。解剖学をベースにした口腔外科の専門知識と高度な技術がないと安全に施術できません。

２００7年にはインプラント手術で死亡事故も起きています。70歳の女性への施術時に、下あごに人工歯根を埋入する際のドリルで動脈を切ってしまい、内出血による気道閉塞で窒息死してしまったのです。

インプラント手術には、人工歯根の直径や長さ、人工歯根を埋入する角度などを慎重に見極め、ミリ単位で正確に埋入する技術が求められます。

ところが、先ほどの番組でも指摘されていましたが、保険診療が適用されないインプラントは、治療費が高額であることから、未熟な歯科医師も競って施術するようになったのです。

たとえば、転んで骨折した場合、外科手術の経験のない医師に診てもらう人はいないでしょう。外科がある病院に行くはずです。同様にインプラントにするならば、インプラント手術の経験豊富な歯科医院に行くのが望ましいでしょう。家の近所にあるから、いつも通っているかかりつけの歯科医院だから、と安易に考えてはいけません。

日本には複数のインプラントの学会があります。ホームページなどで確認することをオススメします。

ちなみに、私はインプラントに関して30年の経験があり、日本口腔インプラント学会の代議員で、中部支部の副支部長を務めています。

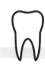

サージカルガイドを使って安全にインプラント手術を

従来のインプラント手術は、ミリ単位でインプラントを正確に埋入する歯科医師の職人技に頼らざるを得ませんでした。ドリリングが1ミリあるいは0・5ミリ狂うだけで神経に傷を付けてしまうかもしれないのです。

しかし、熟練した歯科医師も人間ですから、0・5ミリ手元が狂うことがあるかもしれません。そこで、最近ではミスを防ぎ安全性を高めるため、サージカルガイドという方法が開発されています。

まず、患者さんのあごをCTで撮影し、コンピュータでインプラントの埋入位置をシミュレーションします。CT撮影によって、上あごや下あごの三次元での構造や骨の内部の神経や血管の走行位置、インプラント埋入予定の場所の組織の状態などがわかるので、埋める方向や深さなどをシミュレーションして、安全な埋入位置を決めることができるのです。

そのデータを基にサージカルガイドをオーダーメイドでつくります。サージカルガイドには人工歯根の位置と深さを規定した穴が開いています。サージカルガイドを患者さんに装着し、穴にドリルを入れて骨を削れば、コンピュータでシミュレーションした通りの位置に埋入できるわけです。

従来は歯肉を切開して、いろいろな方向からあごの骨を目視し、角度を考えながら埋入していました。サージカルガイドを使ったほうが安全性は格段に高くなりますし、歯肉を大きく切開しないですむことが多いので、術後の腫れなど患者さんの負担も軽減されます。現在、私はインプラント手術の場合、10 0%サージカルガイドを使用しています。

CTを使うことによって、正確なシミュレーションができる

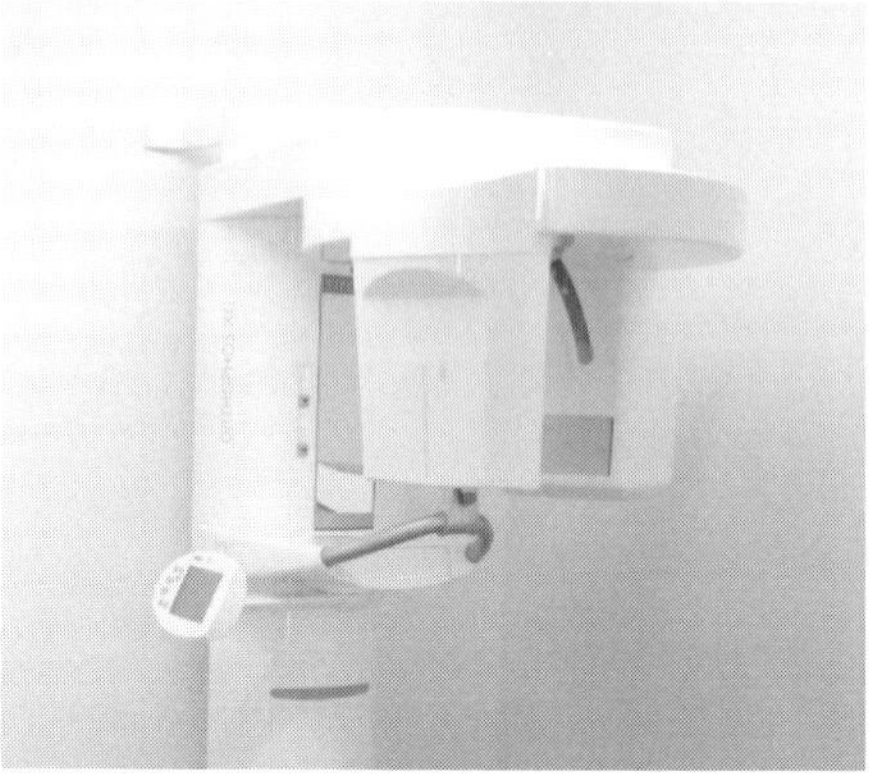

歯科用CT

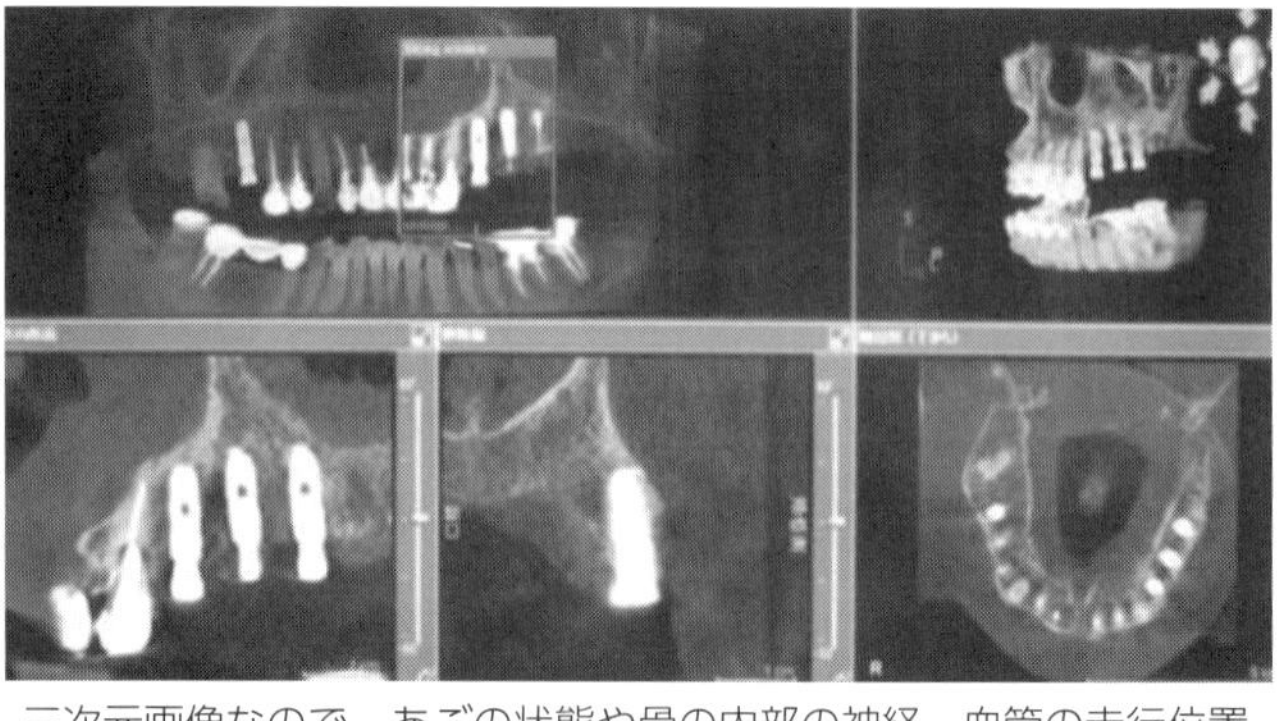

三次元画像なので、あごの状態や骨の内部の神経、血管の走行位置もわかる。実際にインプラントを埋入した場所も明瞭に確認できる

オーダーメイドでサージカルガイドをつくる

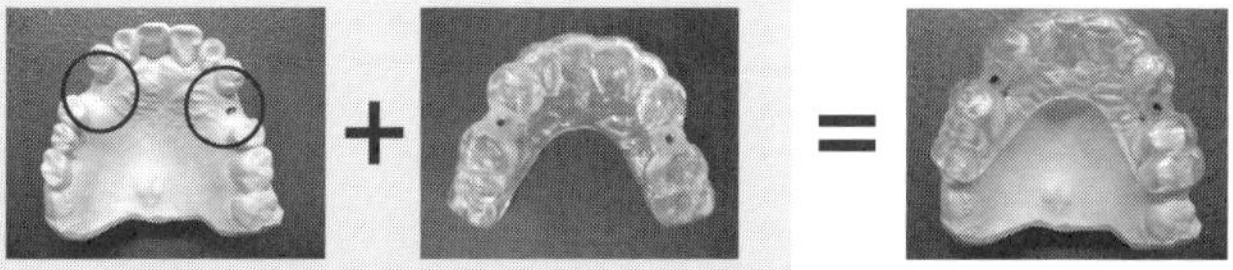

上顎模型　サージカルガイド　模型にガイドを装着

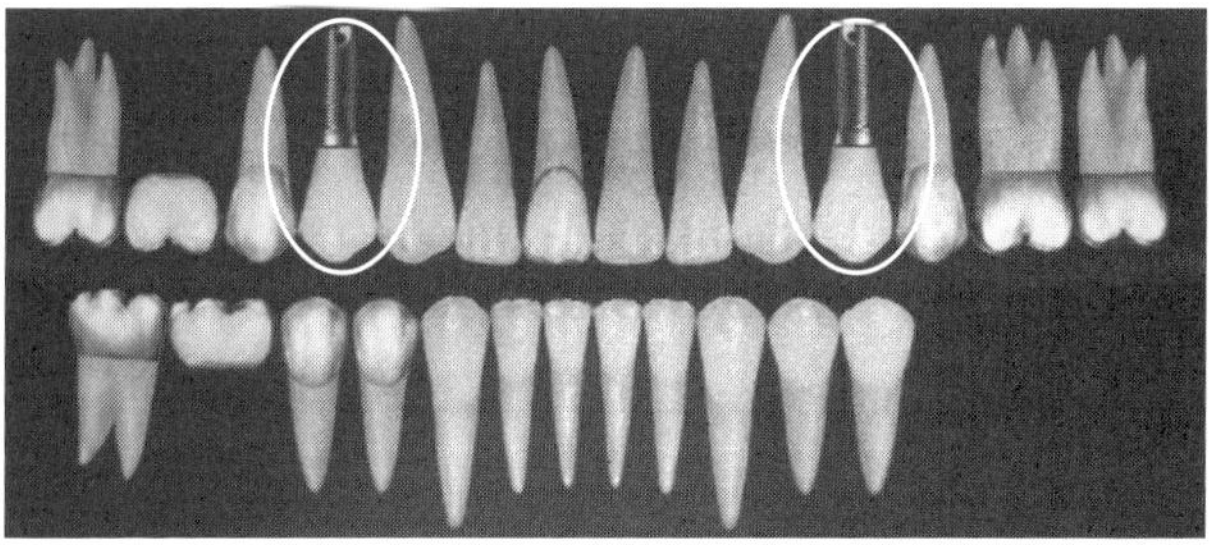

インプラント埋入予定図

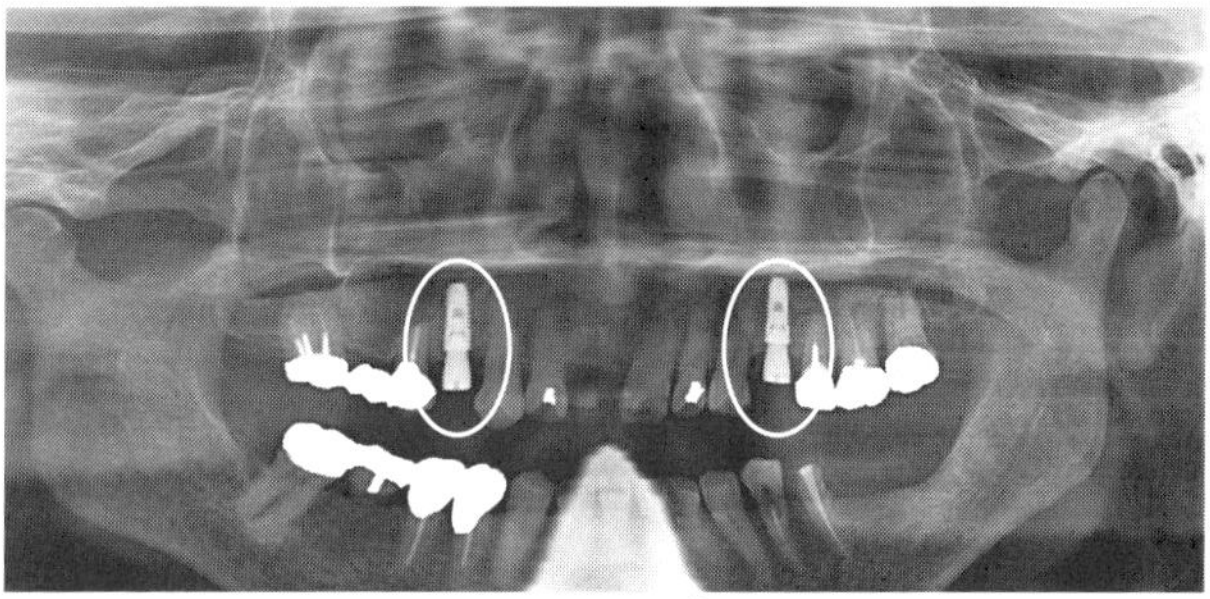

埋入後のレントゲン写真

静脈内鎮静法でインプラント手術をすればラクに終わります

インプラントを埋入する場合、たとえ局所麻酔をしてもあごの骨に埋め込むわけですから、ドリル音やミシミシ骨がきしむ音がわかり、決して快適な状態とは言えません。特に上あごの場合、耳に振動が伝わってきてたまりません。しかし、これが静脈内鎮静法ならば、患者さんは何も知らない間に終わってしまいます。痛みもなく、眠っているうちにインプラントが入っています。

また、何本もインプラントを入れる場合など、静脈内鎮静法ならば1回で終わらせることができるのです。さらに、インプラントでも骨を移植しなければいけないなど、長時間かかるケースほど静脈内鎮静法は威力を発揮します。

実際に私のところでは、インプラントを同時に複数本入れる手術も行っていますし、あごの骨の厚さが3ミリしかなくインプラントは5ミリの太さの場合

Project No: 17-1419
Applicant: Ito, Satoshi

Osteology Poster Exhibition and Research Forum

General Information

Title of study	Case reports of a modified split crest procedure □M-SCP□ for alveolar ridge expansion without complications using piezosurgery for immediate implant placement

Applicant Information

Last name + First name	Ito Satoshi
Academic title	DDS,PhD
Position / qualification	-
Institution / department	Ito Dental Clinic
Address	1249-1, Sangamyo, Yaizu-shi, Shizuoka, 425-0071, Japan
Country	Japan
Office phone	054-627-4696
E-Mail	ito-dds.phd@yr.tnc.ne.jp
Website	-

Authors of Abstract/Poster

Satoshi Ito □Japan□ Hideyo Yoshino, Masao Torii, Yoshihiko Matsushita, Masaji Mori

Landenbergstrasse 35 CH-6002 Lucerne phone ++41 41 368 44 45 fax ++41 41 492 56 39 kristian.tersar@osteology.org

オステオロジー学会で、オリジナルの手術法を発表など、骨を広げて開いたところにインプラントを埋めるという難しい手術も行っています。

この手術に関して、２０１７年６月、「オステオロジー」というヨーロッパのインプラント学会が東京で開催され、私のオリジナルの手術法を英語で発表しました（前ページ参照）。

そのほか、サイナスリフトというインプラント手術も行います。

上あごには上顎洞という空洞があり、上顎洞底部から下の歯槽骨の骨量が少ないとインプラントができなくなります。そこで、上顎洞底部と歯槽骨の間にある骨膜を持ち上げて隙間をつくり、人工骨を入れ、インプラントを埋入します（次ページ参照）。高度なテクニックが必要で時間もかかりますが、静脈内鎮静法ならば患者さんは寝ている間に終わってしまいます。

サイナスリフト（上顎洞底挙上術）

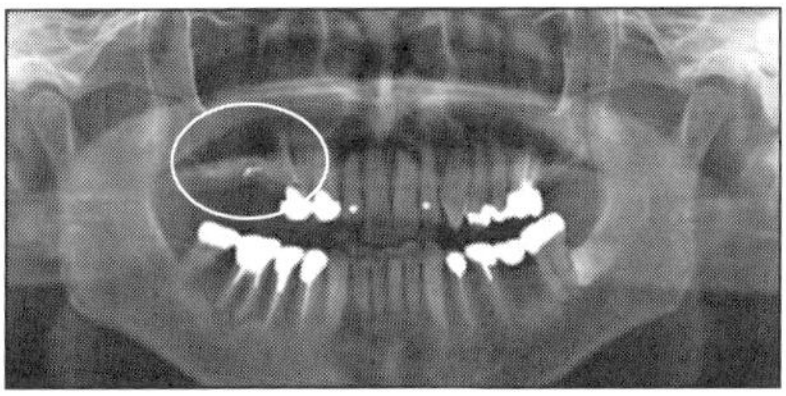

初診時

▼

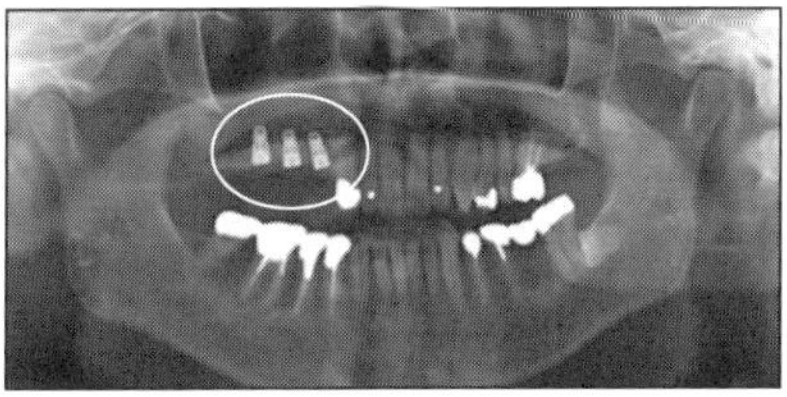

サイナスリフトにて
インプラント埋入

▼

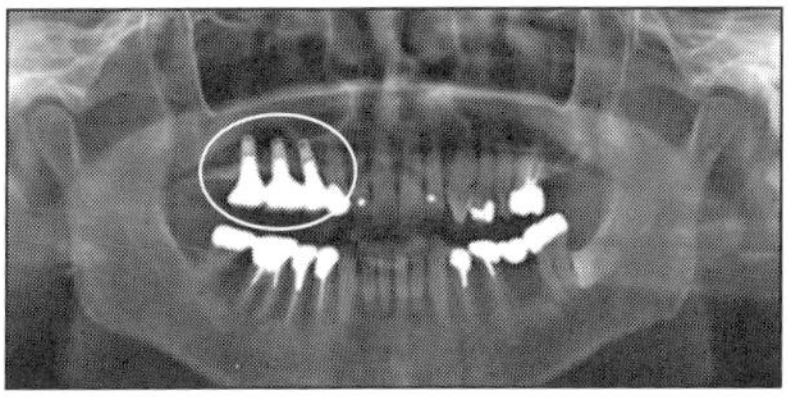

サイナスリフトより
9か月後に
被せ物を装着

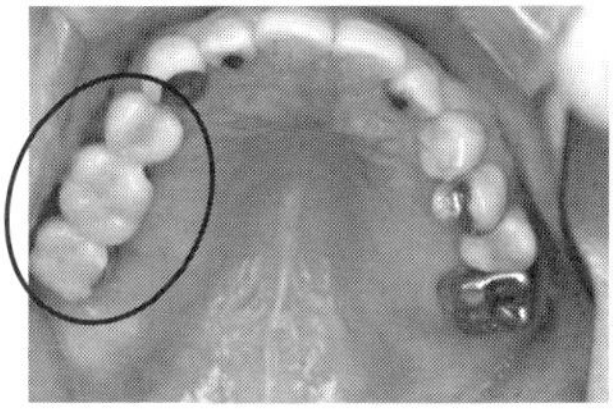

インプラントに
被せ物装着後の
上顎の咬合面観

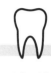

静脈内鎮静法で入れたインプラント5本が18年後も問題なし！

1998年10月に当時50代の女性に静脈内鎮静法で上に2本、下に3本のインプラントを同時に埋入しました。その後、土台を連結し、被せ物を装着して1999年3月に治療が完了しました。

サージカルガイドがない時代でしたが、静脈内鎮静法によって1回の手術で5本を埋めることができました。静脈内鎮静法でなければ2～3回に分けなければいけなかったでしょう。患者さんも辛い思いをしたはずです。

18年たってから、70代になった患者さんが久しぶりに定期健診に訪れましたが、どこも不具合がなく、何でも食べられるそうです。

インプラントの場合、入れた後のセルフケア（歯磨きなど）が悪いと、インプラント周囲組織の炎症（インプラント周囲炎）になってしまうことが最大の難点です。インプラントは骨とは結合しますが、粘膜との結合は弱いため、細菌に感染しやすいという弱点があります。

天然歯の場合は、プラーク（歯垢《しこう》）によって歯肉炎が起き、やがて歯周組織を破壊して歯周病となり、歯槽骨もボロボロになり、最終的には歯が抜けてしまいます。

インプラントも同様に人工歯根にプラークが付き、周囲に炎症が起き、やがてインプラントが埋められている骨も溶けていきます。これがインプラント周囲炎で、自覚が難しく急速に進行しがちです。

幸いにこの患者さんはセルフケアも良く、インプラント周囲炎もありませんでした。

また、この患者さんのご主人も私のところで多数のインプラントを入れています。２００２年に上下22本のインプラント埋入手術を行いました。通常は抜歯本数が多ければ、４本ほどインプラントを入れて土台とし、被せ物を装着する方法をとるのですが、歯周病がひどかったことと本人の希望で22本もインプラントを入れることになったのです。

朝9時から始め、夜11時までかかりました。22本も入れるので、即時に被せ物を装着しないと食事ができません。ですので、事前に被せ物を用意し、歯科技工士にも来てもらい、噛み合わせの調整までしました。静脈内鎮静法を併用することで、患者さんは長時間の手術も苦痛なく受けられました。

手術時の被せ物は合成樹脂の仮歯です。仮歯で高さや形、噛み合わせを何回も調整し、最終的にOKとなったところでセラミックなどの被せ物をつくって装着します。

ご主人は2年前に亡くなられました。治療計画の反省もあるのですが、インプラントは最後まで何の問題もありませんでした。

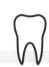

局所麻酔だけでインプラント手術を行うと……

私の歯科医院に来る患者さんの中に「以前通っていた歯科医院でインプラントを入れたら痛かった。だからインプラントにするのはイヤ」という人がいました。

私は、すべてのインプラント手術を静脈内鎮静法で行っています。局所麻酔も効かせるようにしていますから、手術時は痛いはずはなく、最初は何を言われているのかわからなかったくらいです。しかし、局所麻酔だけでインプラント手術を受ければ、患者さんは大変だろうと思います。ちなみに、局所麻酔が効いておらず、治療時に痛みがあると静脈内鎮静法は失敗します。

上あごにインプラントを埋入する場合、耳が近いためガガガーというドリル音が聞こえてきますし、耳に響く振動が強烈です。施術が終わっても、ガガガーという音や振動を覚えていますから、「インプラントはイヤ」と思ってしまうのでしょう。前述したサイナスリフトの場合、道具を使って上顎洞を覆っている骨膜と、その骨膜に接触している骨を破折させるのでコンコンという音がします。耳に強く響いているはずです。

静脈内鎮静法ならば局所麻酔の注射をしていること自体を自覚しないですみますし、骨を削る音もそれほど響いていません。多少感じたとしても、治療が終わる時には健忘効果で覚えていません。「インプラントは怖くて痛い」という思いはしないはずです。

サイナスリフトや骨の移植など大がかりなインプラント手術の場合は、局所麻酔以外の静脈内鎮静法などを併用するか全身麻酔をするのかと言えば、そうではない歯科医院もあるということです。

静脈内鎮静法などの技術がない場合、歯科麻酔専門の歯科医師を呼んで行う歯科医院もありますが、歯科麻酔科医への依頼が面倒なため、局所麻酔だけで行っているところもあるのでしょう。

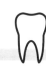

インプラント以外の難しい歯の治療も静脈内鎮静法で

私が週1日歯科麻酔科医として勤務している市内の総合病院では、静脈内鎮静法を併用して4本の親知らずを同時に抜歯する手術を行うこともあります。

水平埋伏歯というあごの骨の中に横になっている歯を、骨を削って親知らずを切断して抜いていきます。これも、局所麻酔だけで一度にできるのですが、患者さんが開口の辛い思いや苦しい思いをしなければならないでしょう。

埋伏歯ではない場合でも、親知らずを抜く時には力が加わってミシミシという音が響きます。局所麻酔で痛みは感じなくても、静脈内鎮静法を併用しなければミシミシという不快な音に悩まされるでしょう。

また、歯周病の手術なども静脈内鎮静法で行わないと患者さんは大変です。

歯を支えている骨が吸収されていて歯がグラグラしている場合、そのままでは歯が抜け落ちてしまいます。

そのようなケースでは歯肉を切開し、骨から変化したぶよぶよと化膿した肉芽を全部取り除きます。そして、一部分だけ支えられている根っこの周囲に付いている歯石も取ります。きれいに取ったら歯肉を縫合し、歯を固定して安定させます。

肉芽も歯石もきれいに取らないと、歯周病が再発してしまうので、非常に手間がかかります。

ですから1回ではできず、上あご、下あごをそれぞれ3分割して行いますが、それでも1回につき1~2時間はかかってしまいます。静脈内鎮静法でないと、患者さんにとってはとても苦痛でしょう。

そのほか、難しい治療ではありませんが、入れ歯をつくる時に型取りをしますが、その際に「オエッ」とえずいてしまう、嘔吐反射の強い患者さんが少なからずいます。そのような場合も静脈内鎮静法を行えば、嘔吐反射がなくなり、ラクに型をとることができます。

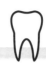

静脈内鎮静法なら丁寧な治療が可能に

静脈内鎮静法は患者さんにとって、眠っている間に治療が終わってしまい、痛みを全く感じないですむので、肉体的にも精神的にも負担の少ない方法です。同時に、治療をする歯科医師にとっても安心確実な方法なのです。

インプラント手術にしても、抜歯にしても、局所麻酔だけですと患者さんが「まだ終わらないの?」「疲れた」などのシグナルを出すことがあり、そうなると治療している方も早く終えなければと気がせきます。

しかし、静脈内鎮静法ならばマイペースでできるので、抜歯にしてもあごの骨を通る神経に触らないよう注意深く落ち着いてできます。

抜歯直後に入れ歯を装着する場合も、時間をかけて噛み合わせを調整できます。歯周病の手術にしても肉芽をしっかり時間をかけて漏れなく取ることができるのです。静脈内鎮静法を使うことで、より安全で確実な治療が行えるのではないでしょうか。

第4章

体に負担をかけない高齢者のための静脈内鎮静法

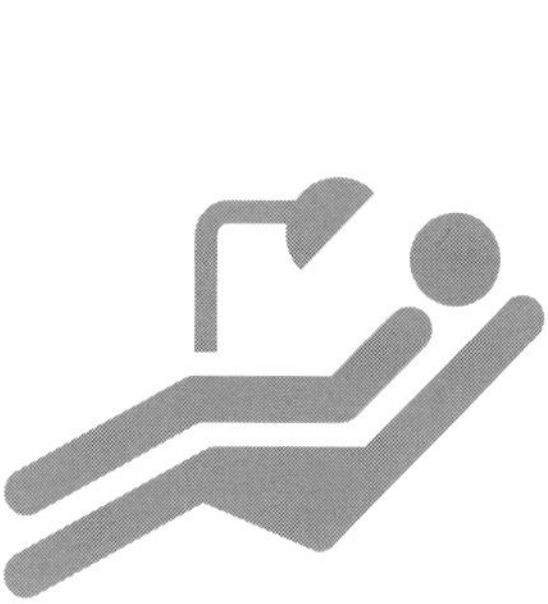

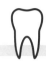

どんどん進む日本の超高齢化

２０１４年の65歳以上の高齢者人口は約３３００万人で、総人口に占める割合は26％です。つまり、国民の４人に１人が65歳以上となっています。ＷＨＯ（世界保健機関）では、総人口のうち65歳以上が21％を超えた社会を超高齢化社会と呼んでいます。

１９５０年には65歳以上の高齢者は５％に満たなかったのですが、１９７０年に７％を超え、１９９４年に14％と上昇し、現在では26％になっています。今後も高齢化は進んでいく見通しです。

人口の多い団塊の世代が全員75歳以上になる２０２５年には、65歳以上の高齢者人口は約３６５７万人に達すると見込まれています（内閣府・平成27年版高齢社会白書）。私を含めた超超高齢化社会が緊迫しているのは事実です。

このような超高齢化社会では、さまざまな問題が生じると予測されています。医療財政破綻の懸念も、その一つです。

国民１人当たりの年間医療費は約32万７０００円ですが、75歳以上の後期高齢者は約94万８０００円になっており（厚生労働省・平成27年度医療費の動向調査）、高齢になるに従い医療費が増大する傾向が表れています。

医療財政改善のために、保険料の値上げや自己負担割合の引き上げなどが検討されていますが、そのほか長期的視野に立って生活習慣病の予防や定期健診による病気の早期発見・早期治療によって健康を維持することが提唱されています。

健康寿命を延ばすことが大事です

２０１４年の日本の男性の平均寿命は80・50歳、女性は86・83歳です。１９

９０年には男性が75・92歳、女性が81・90歳だったので、24年の間に男女とも５歳ほど平均寿命が延びたことになります。

長寿はおめでたいことですが、できれば寝たきりではなく健康で過ごせることを本人も家族も願っていることでしょう。健康上の理由で日常生活が制限されず、自立して生きていける期間を「健康寿命」と言い、いかに健康寿命を延ばすかが、高齢化社会では重要なポイントになります。

ところが、厚生労働省が２０１３年に健康寿命を調査したところ、男性が71・19歳、女性が74・21歳でした。男性が約9年、女性は約13年と、自立して日常生活を送れない期間が生じているのです。

よく噛めることは、健康寿命を延ばすことにつながる

健康寿命を延ばすには、バランスの良い食事や適度な運動、定期健診などが

日本人の平均寿命と健康寿命の推移

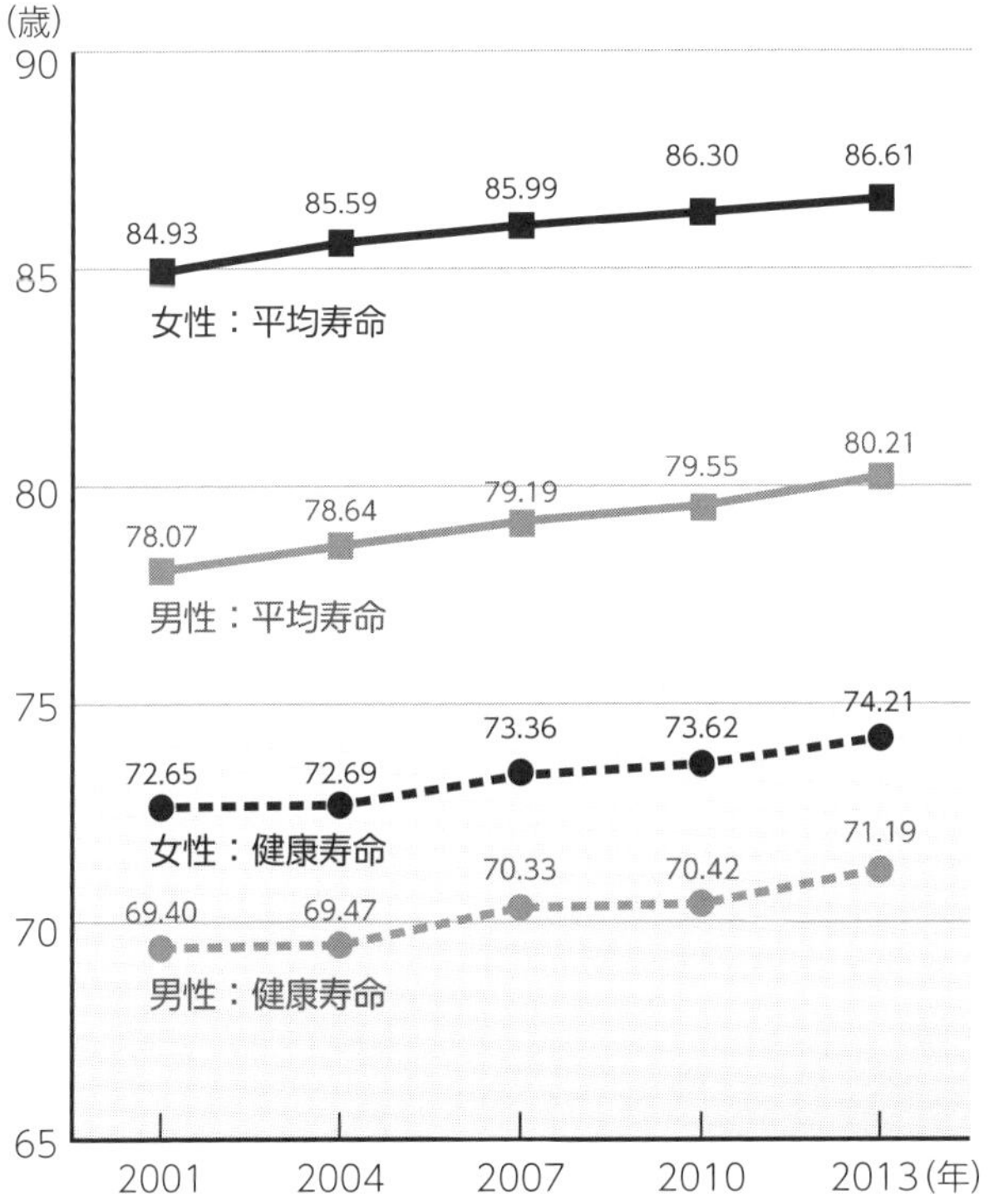

(厚生労働省の資料より)

欠かせませんが、実は歯のメンテナンスも大きな役割を果たしています。

自分の歯で噛んで食べるには20本以上の歯が必要とされています。20本以上あれば、硬い食物でも噛むことができるのです。そこで、１９８９年に当時の厚生省と日本歯科医師会が「８０２０（はち・まる・にい・まる）運動」を提唱しました。当時の平均寿命の80歳まで20本以上の歯を残そうと呼びかけたのです。

６年ごとに厚生労働省が実施している歯科疾患実態調査を見ると、２０１１年では80歳で20本以上の歯が残っている人の割合は38・３％となっています。２００５年では24・１％だったので、年々、８０２０達成者が増えていることがわかります。とはいえ、達成者は約４割ですから、６割の人たちが20本以下ということになります。

歯を失ってしまった場合、入れ歯やインプラントで補って、よく噛めるようにすることが大変重要です。よく噛めないと、柔らかい食物ばかり食べるようになり、栄養バランスが崩れてしまいかねません。

また、よく噛むことで脳の血流が活発になり、記憶力や集中力が高まることが知られていて、認知症の予防効果があるとされています。

２０１１年に行われた第21回日本疫学学会学術総会では、「咀嚼能力と認知症の発症リスク」について発表され、歯がなかったり噛めなかったりすると、認知症が発症しやすいことが示されました。

この研究は２００３年時に要介護認定を受けていない65歳以上を対象に、４年間で４４２５人を追跡調査した結果を、日本福祉大学の近藤克則教授、神奈川歯科大学の山本龍生准教授らが分析したものです。

20歯以上ある人に対して、ほとんど歯がなく義歯未使用の人の認知症発症リスクは１・９倍、なんでも噛める人に対し、あまり噛めない人のリスクは１・５倍でした。このような結果から、よく噛むことが認知症の予防につながると考えられています。

そのほか、よく噛むことで唾液がたくさん出ます。唾液には自浄作用や抗菌作用があるため、むし歯や歯周病の予防にもなります。

このように人間にとって、よく噛めるというのは大事なことなのです。野生動物は、歯が悪くなってしまうと物が食べられなくなって死んでしまいます。

月刊誌『文芸春秋』（２０１３年10月号）で文筆家の半藤一利氏と医師の小倉正久氏が対談で、小倉式「アンチエイジング10か条」を挙げています。

第１条　好きなもの、旬なものを美味しく食べる。
第２条　恋も趣味も生きていればこそ。ときめくチャンスを逃さずに。
第３条　医者に余命を訊ねるのはやめましょう。
第４条　「年のせい」という言い訳を封印、明るい言葉を口癖に。
第５条　「やってもらう」のをやめ、自分で働きましょう。
第６条　散歩だけでなく、目的をもって運動しましょう。社交ダンスは最適。

第7条「元気すぎる」と言われましょう。
第8条 階段は手すりを持って。席を譲られても電車の中では努めて立とう。
第9条 若い女性を見たら、裸を想像しよう。
第10条 香典や会葬は不要。最後まで生きるから。

第1条は「好きなもの、旬なものを美味しく食べる」です。やはり、健康に年を重ねるには食べること＝よく噛めることが一番大切なのです。

ですから、入れ歯をするにしても、よく噛める入れ歯でないといけません。入れ歯は口の中に異物が入るのですから、患者さんは大変です。「入れ歯に慣れてください」と言っても、合わない入れ歯なら患者さんは痛いはず。「慣れろ」と言ってもムリな話なのです。「痛い」と訴える患者さんに対しては、きちんと調整しなければなりません。

痛くなく、ピタッとした入れ歯をつくれば、患者さんはよく噛めるようになります。噛み合わせをきちんと調整することで、吸い付きも違ってきます。歯科医師が時間をかけて一生懸命に調整すれば、噛める入れ歯になるのです。「入れ歯だから噛めないのは仕方ない」と諦めている患者さんもいます。噛める入れ歯をつくってくれる歯科医師を選ぶことが、健康に長生きするためには大事になってきます。

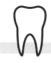

治療への不安や痛みによって血圧が上昇することも……

入れ歯をつくるにせよ、インプラント手術をするにせよ、歯科処置恐怖症の患者さんは治療中に血圧が高くなってしまうことが想定されます。高齢の患者さんは高血圧症や糖尿病など何らかの全身疾患にかかっている場合も多く、血圧の上昇は大変危険な状態を招く恐れがあります。

私のところでは、自動血圧計でモニタリングしながら治療を行っています。

その日の患者さんの状態を把握するため、歯科医院でも血圧を測ることがルーティンにならないといけないのではないでしょうか。

歯科処置恐怖症の患者さんは、「歯の治療、イヤだな」「注射を打たれるのだろうな」と、歯科医院に来るだけでストレスを感じています。

たとえば、85歳の女性で高血圧の既往症のある患者さんが、入れ歯の経過を確認するために来院されました。

高血圧症だったので血圧を測りながら「入れ歯の具合はどうですか」と話を聞くだけでしたが、最初から血圧が210と高く、話をしているうちに270まで上がっていってしまいました（次ページのグラフ参照）。そのうちに195まで下がりましたが、私の血圧のほうが上がってしまったと思いました。患者さんがこのような状態では、入れ歯の具合が悪くても処置をすることはできません。

真の高血圧症でなくても、病院、診療室に来ると血圧が上がってしまう患者

症例：85歳・女性・高血圧症
(義歯の状態を聴取のみで血圧が上昇)

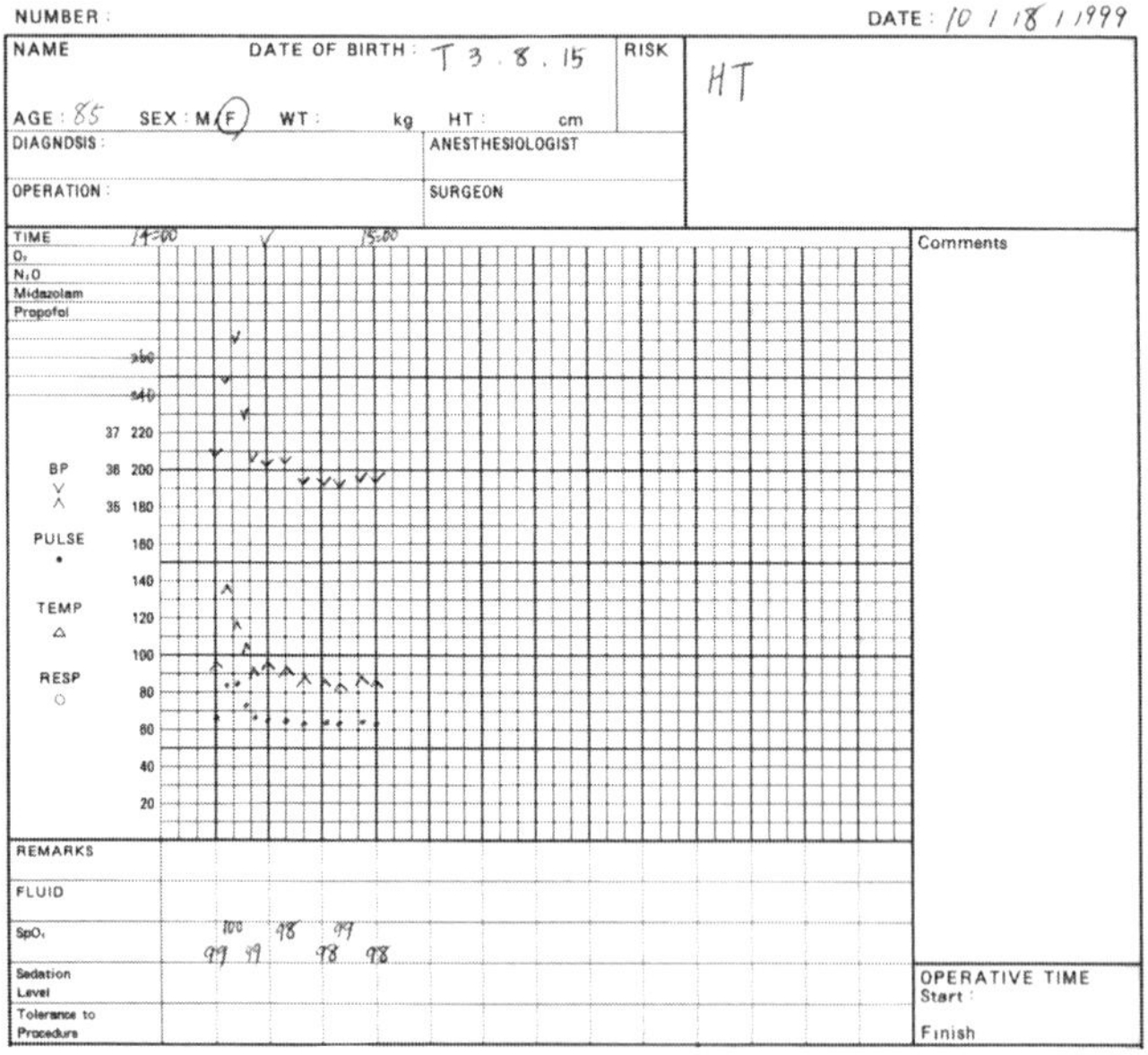

白衣高血圧症患者（75歳・女性）の全身管理記録

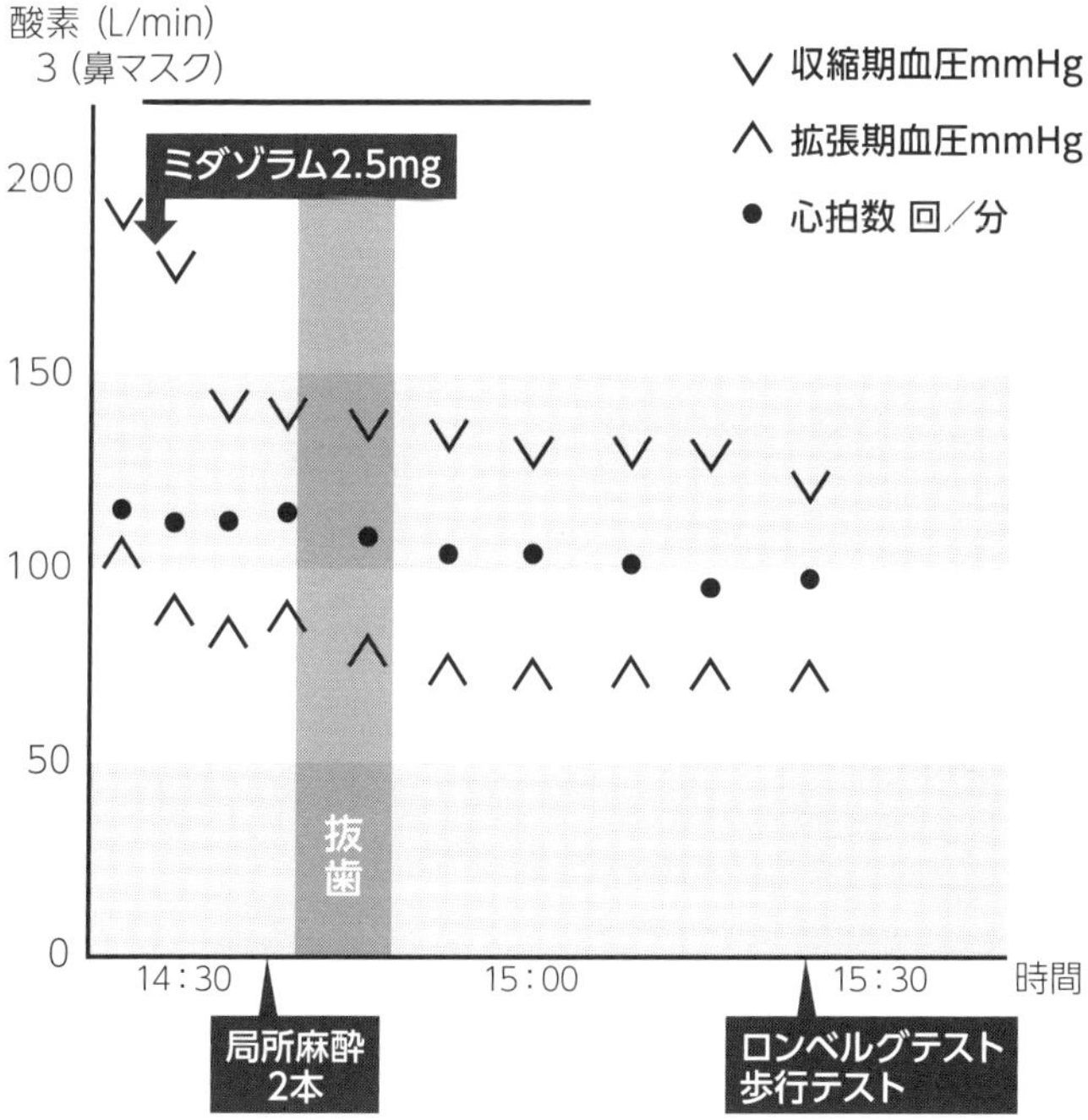

さんがいます。これを「白衣高血圧症」と言い、「診療室高血圧症」とも呼ばれ、通常は正常な血圧の範囲なのに、医院に来ると血圧が上がってしまうのです。白衣高血圧症は高齢者に多く見られ、内科を受診する患者さんの15〜30％が白衣高血圧症だという報告もあります（前ページ参照）。

静脈内鎮静法で血圧のコントロールも可能

不安などストレスによって血圧が上がるのは、内因性のカテコールアミンというホルモンが体から分泌されているからです。カテコールアミンはアドレナリン、ノルアドレナリン、ドーパミンの3種類あり、分泌されることで興奮状態になります。

そこに局所麻酔を打つと、局所麻酔には外因性のカテコールアミンのアドレナリンが含まれていますから、さらに血圧が上がってしまう恐れがあります。

また、局所麻酔を打つ時に「痛い」と感じれば、内因性のカテコールアミンが分泌されて血圧の上昇を招くことになりかねません。

こうした状態を避けるには静脈内鎮静法が有効です。鎮静薬を注射することで内因性のカテコールアミンの分泌を抑えることができ、不安や恐怖で血圧が上がっていたのが、徐々に下がっていってくれるのです。鎮静効果が得られたところで局所麻酔を打てば痛みを感じませんから、痛みによる内因性カテコールアミンの分泌も抑えられます。

静脈内鎮静法で血圧をコントロールして治療した例を紹介しましょう。

75歳の女性が歯の痛みで来院されましたが、歯科処置恐怖症で初診時に血圧が１９２で脈拍は91でした。静脈内鎮静法を併用した抜歯を勧めました。

抜歯当日、患者さんは緊張していて血圧が１９６、脈拍は１１６でした。

ミダゾラムという鎮静薬を注射したところ、血圧は１３８まで低下。ミダゾラムによって内因性のカテコールアミンの分泌を抑えられたと考えられます。

そして、通常よりもアドレナリンを薄めた局所麻酔薬を使用して血圧の上昇を避けた上で抜歯を行いました。

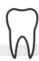

脳腫瘍のある高齢者の歯髄炎も静脈内鎮静法で治療に成功！

開業医からの要請で緊急に治療を行うこともあります。

この患者さんは79歳の女性でしたが、土曜日になって食事もできないほど歯が痛くなってしまいました。ところが、土曜日の午後はどの病院も診てくれません。しかも、脳腫瘍があり、前日にＭＲＩなどの検査をしたばかりだというのです。

私の歯科医院に来られた時には血圧が２１０ありました。まず、静脈内鎮静法を行うために静脈を確保しなければいけませんが、前日のＭＲＩの検査などで腕の静脈のほとんどの血管がつぶされているので、その跡が青黒くなっていて使えません。

どこで静脈を確保しようかと一生懸命に探し、親指に静脈が浮き出ているのを見つけ、そこに注射を打つことにしましたが、非常に難しい場所なので2回失敗。患者さんには脳腫瘍があり、血圧が異常に高かったので気が気ではなく、私の血圧も上がっていきます。3回目でやっと針が入り、固定して、鎮静薬を入れることができました。

血圧は130まで下がり、脈拍も70で落ち着いているので「麻酔が打てる！」と、局所麻酔を打って処置を開始しました。

痛みのある歯を診るとボロボロで抜歯したほうがいいのですが、患者さんは骨粗鬆症の薬を服用しています。この薬を飲んでいる場合、抜歯すると周囲の顎骨が壊死する可能性があります。仕方なく、歯の神経だけをきれいに取ることにしました。

来院されたのは午後3時半、眠気から覚めて帰宅されたのが午後7時でした。

帰宅時には血圧は１４０で脈拍も75でした。来院された時よりも良い状態で帰っていただくことができ、ホッとしました。

月曜日に経過を診るために来てもらいましたが、「おかげさまで、よく眠れましたし、ご飯も食べられました。ありがとうございました」と笑顔で言われ、本当に安心しました。

血圧が異常に上がると脳血管が破裂する恐れがあるので、局所麻酔だけでは治療が難しく、静脈内鎮静法を併用したからこそできた典型的な症例だと思います。

高齢者の歯科治療には尊厳を保った対応が必要

私の歯科医院でも、私が主催するセミナーでも、スタッフや受講生の皆さんに言っていることがあります。患者さんがお年寄りだからといって、あるいは認知症だからといって、「おばあちゃん、大丈夫？」というような子どもに対するようなイントネーションでの言葉遣いをするのは良くないということです。

歯科医院に限らず、世の中では高齢者に対してそのような態度をとりがちですが、家族以外の人から「おばあちゃん」「おじいちゃん」と呼ばれることがうれしいはずがありません。ですから「〇〇さん、体調はいかがですか？」と名前を呼び、通常の言葉遣いをするように伝えています。

そして、歯科処置恐怖症の患者さんをつくらないためにも、スタッフの笑顔は大切です。歯科衛生士養成の専門学校から実習に来る学生にも、笑顔で対応することの大切さを説明して、それを実践するように厳しく指導しています。

そのほか、高齢の患者さんの治療が必要だけれど家族の方の都合がつかない場合など、スタッフが車で迎えに行ったこともあります。患者さん第一に考えていくことが、超高齢化社会ではより必要になってくるでしょう。

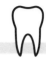

口輪筋鍛錬法のススメ

むし歯や歯周病などの治療や、その人にピッタリ合う入れ歯をつくり、インプラントを入れることで食物を食べられるようにすることが、高齢の患者さんに対して歯科医師としてできることだと思うのですが、さらに健康寿命を延ばすために歯科衛生士と一緒に勉強しながら、さまざまな取り組みを行っています。

まず、高齢の患者さんには口輪筋を鍛えることをオススメしています。

口輪筋とは唇の周囲の筋肉のことで、意識して動かすことが少なく、加齢とともに衰えてきて、口角が下がってほうれい線ができてしまいます。口輪筋から表情筋が伸びているので、口輪筋が衰えると表情も乏しくなりがちです。

こうした美容上のマイナス面だけでなく、物をうまく飲み込めないという嚥

口輪筋（表情筋）を鍛えるために

口輪筋トレーニング器具の使用法

①

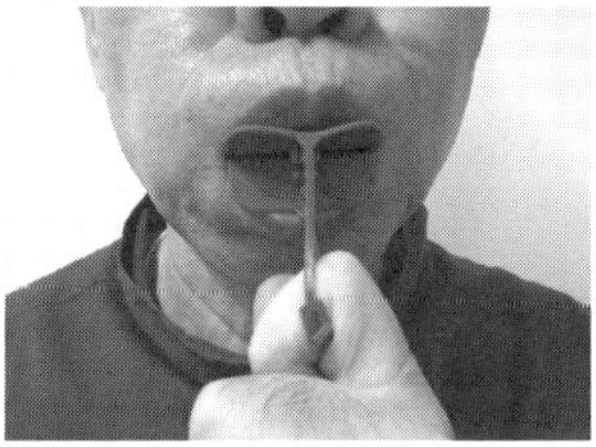

②

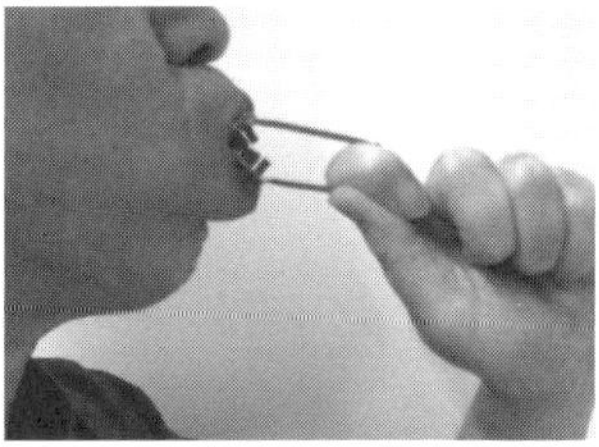

③

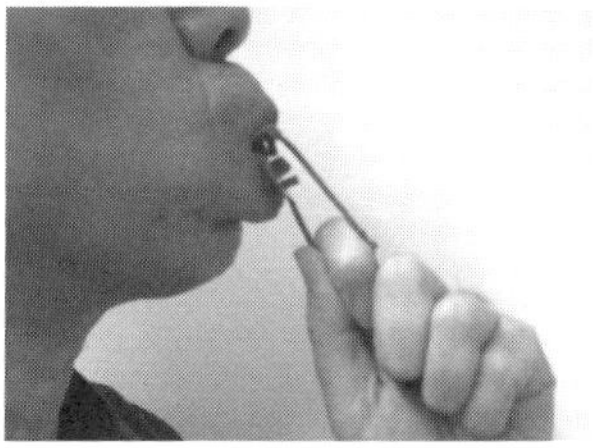

④

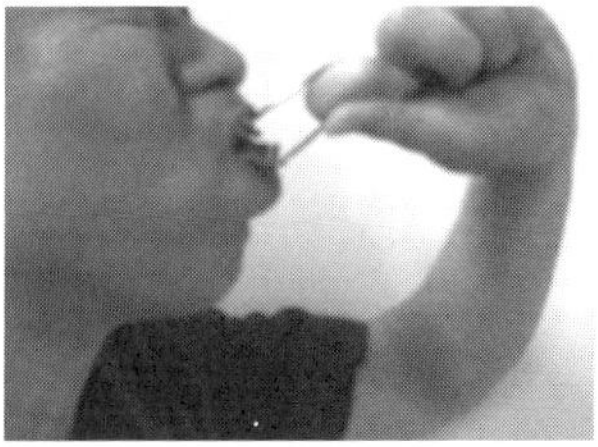

⑤

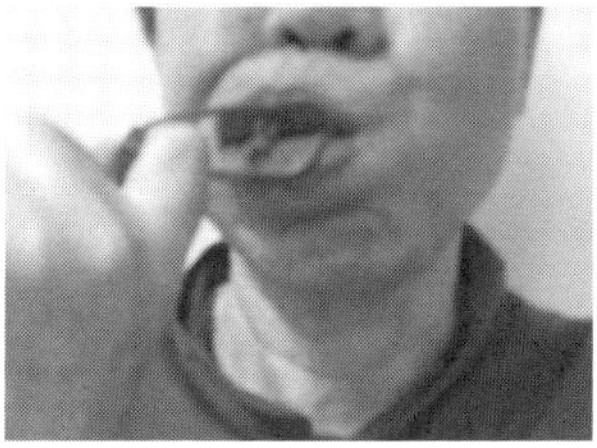

⑥

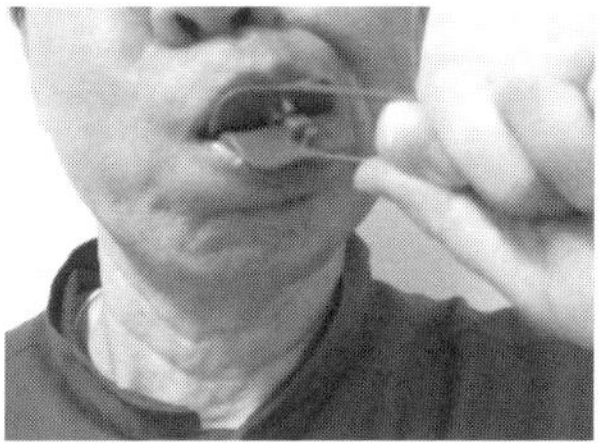

下困難も生じます。また、口を閉じていられなくなって口呼吸となり、口の中が乾燥し、口内細菌も増えてしまい、むし歯や歯肉炎になりやすくなってしまいます。

そこで、歯科衛生士が口輪筋を鍛える器具の使い方を教えています。鍛錬器具を、唇と歯の間に装着して、さまざまな方向に引っ張るという簡単な方法です。歯科業界、美容業界が注目している健康法&美容法です。

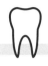

患者さんの健康寿命を延ばすためのインターバル速歩

私が高齢の患者さんにオススメしようと考えているのがインターバル速歩です。私もスタッフの歯科衛生士も、インターバル速歩のインストラクター養成講座に参加して、インストラクターの資格を取っています。

高齢の患者さんの多くは、高血圧症や糖尿病などの病気を抱えています。内科にかかって、たくさん薬を処方されて飲んでいても一向に良くならないというケースも多いようです。薬だけに頼っていても治らないのではないかと思います。やはり適度な運動をすることも大切なのです。

この章の最初で述べましたが、日本の高齢化が進み、特に団塊の世代が75歳以上になる2025年が問題となっています。団塊の世代である私としては、受験戦争を強いられ、社会人となってからは一生懸命に働いてきたのに、今や介護費用がかさむということで世の中から邪魔者扱いされるというのは納得がいきません。

しかし、健康に老いることは本人の幸せにつながります。健康寿命を延ばすには、バランスのとれた食事とともに適度な運動が必要です。インターバル速歩は1日1万歩歩くよりも筋力がつくとされています。

インターバル速歩は、信州大学医学部スポーツ医科学講座とNPO法人熟年体育大学リサーチセンターによって研究・開発されました。筋肉に負荷をかける「さっさか歩き」と、負荷の少ない「ゆっくり歩き」を数分間ずつ繰り返すウォーキング法です。

インターバル速歩を1日15分、週4日以上を5か月続けることで、筋力、持久力が20％向上し、生活習慣病が20％改善することがわかっています。さらに医療費が20％削減されるのです。体力のない高齢者にもピッタリのトレーニング方法ではないでしょうか。

ちなみに、私は日本老年歯科医学会の認定医、指導医ですが、私も歯科衛生士も、常に最新の知識を得るように勉強し、これからも高齢の患者さんのQOL（生活の質）の向上を図るために努力していこうと思っています。

第5章

保険診療は崩壊寸前！

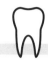

「歯の治療は数分で終わるもの」と思っていませんか？

歯の治療自体は診療台に上がって5分か10分で終わるもの、と患者さんは思っているようです。しかし、きちんとした治療をしようと思えば、そんな短時間では私には絶対ムリです。本来、歯の治療は、マイクロを使用する脳神経外科の手術と同レベルと言っても過言ではありません。

たとえば、入れ歯をつくって噛み合わせをみる場合、一般の歯科医院では短時間で終わるようです。

入れ歯できちんと物を噛めるようにするには噛み合わせが大事なので、私は1時間程度かけてミクロン単位で調整します。きちんと噛み合わせを調整しなければ、患者さんは入れ歯で食べ物を噛むと痛くなり、噛むことが苦痛になってしまいます。

痛いからと、普段は入れ歯をはずして生活し、歯医者に行く時だけ入れているという、笑い話のようなことが実際に起きてしまいます。

小さなむし歯の治療で歯に詰め物をする場合でも、簡単にすまそうと思えばペースト状の合成樹脂を詰めて光で硬化させておしまいです。ですが、私は高倍率の顕微鏡やルーペを使い、歯と詰め物の間に段差がつかないようにしています。段差があると歯垢が付きやすくなり、むし歯が再発しやすくなるからです。

そして、歯と詰め物が一体となって、いかに自然に見せるかということまで考えて治療するので1時間近くかかってしまいます。

皆さんが「歯の治療は数分で終わるもの」と思っているのは、それだけ短時間で治療をすませる歯科医院が多いということでしょう。どうしてそうなるのでしょうか。それは日本の医療制度に問題があるからなのです。

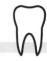

矛盾だらけの日本の医療制度

日本では１９５８年に国民皆保険制度を目指した国民健康保険法が制定され、１９６１年に全国の市町村で国民健康保険事業が始まりました。健康保険証があれば、誰でも全国どこでも医療機関を受診できるというフリーアクセスが特徴です。

２００１年にＷＨＯが保健システム達成度で加盟国１９１か国中、日本が一番と評価しました。「平均寿命」「５歳未満児死亡率で見た地域間の公平性」「人権の尊重」「保健システムを利用する平等性」「家計規模に応じた費用負担の公平性」の5項目で判断されました。

ちなみに、基本的に自由診療のため、高額な民間の医療保険を払えない無保険者が５０００万人いるアメリカは15位でした。

しかし、本当に日本の医療保険制度は世界一なのでしょうか？　私には、とてもそうは思えません。

日本の医療保険制度では、社会保険診療報酬点数表によって診療や調剤が点数化されています。点数表は「医科」「歯科」「調剤」の3種類あり、合計4000種類以上の点数が設定されています。

1点が10円の計算で、たとえば初診料（2016年度）は234点なので2340円になります。患者さんは基本的に3割負担なので702円を支払い、残りの7割の1638円が保険から支払われるという仕組みです。

問題は診療報酬が低く抑えられていることです。

2007年に出版された『医療の限界』（新潮新書）の中で、医師である著者の小松秀樹氏は次のように述べています。

一国の医療ではアクセス、コスト、クオリティ、これらすべてを満足させることはできないとされています。不満足な部分は必ず残るのです。

わが国ではこれまでアクセスを保証し、コストを抑制してきました。つまり、誰もが、いつでもどこの病院でも受診できるということです。しかし、そうなると待ち時間は長くなり、診療時間は短くなる。必然的にクオリティ（安全はその一部である）は下がらざるを得ない。今まで何とか医療従事者の献身的努力でクオリティを維持してきましたが、限界を超えました。それを根性で何とかしろとか、処罰するから絶対にやれといっても無理というものです。

○四年の先進国の医療費の対ＧＤＰ比は、アメリカが一五・三パーセントで、以下ドイツ一〇・九、フランス一〇・五、カナダ九・九、イタリア八・四、イギリス八・三、日本は八・〇パーセントでした（『OECD Health Data 2006』）。日本の医療費の対ＧＤＰ比はイギリスに追い越されて、先進七ヶ国で最低になりました。（後略）

日本では誰でもどこでも受診できるアクセスを保証するため、諸外国に比べて医療費が抑えられていることがわかります。その弊害は歯科において顕著に現れているのではないでしょうか。

2005年に出版された、ちくま新書『日本の医療が危ない』(川渕孝一著)には、次のような記述があります。

(前略)診療単価が安いので、患者数で調整せざるを得ないのだ。
たとえば、歯科でよく出てくる根管治療は、イギリスでは九万二二二〇円(一ポンド一七四円で換算、二〇〇二年)。それからフランス、ドイツは、一ユーロ一〇八円として、それぞれ約四万四〇〇〇円、約一万四〇〇〇円となる。そして米国では一〇万八〇〇〇円(一ドル一二二円で換算)。
これを日本の保険点数表で計算すると、大体五八三九円になる。アメリカの一八分の一。驚くべき安さだ。安いことは国民にとって有難いことだが、これを通院回数で調整しているとなると考えものだ。実際、歯科医院では、「一体全体いつになったら治療は終わるのか」「アンケート用紙に〝今日は痛い所だけ治療してほしい〟と記入したのに、全部治療された」といったクレームが多い。（後略）

諸外国に比べ、不当と言えるほど安い診療報酬しか出ないので、経営を成り立たせるために短時間の診療で数をこなそうとしている歯科医院が多いという状況を指摘しています。

こうした歯科治療への批判は10年以上たった現在も根強くあり、週刊誌が特集をシリーズ化しているほどです。週刊誌の見出しを見た人は、日本には悪徳歯科医師しかいないと思うのではないかと心配です。

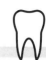

保険の点数稼ぎの治療をしている一握りの歯科医師がいるのも事実……

私は同業者として、ほとんどの歯科医師は真面目に誠実に治療に取り組んでいると信じています。しかし残念なことに、中には明らかに保険点数を稼ぐための治療をしている歯科医師がいることも事実なのです。

一生懸命に患者さんのために1時間をかけて治療しても、4～5分で治療しても、保険点数は同じです。

たとえば、噛み合わせ治療は保険点数0です。入れ歯をつくって、再診時に時間をかけて噛み合わせを調整しても、再診料は45点で450円しかもらえません。今の医療制度では一生懸命に時間をかけた治療が報われないのです。

ですから、患者さんのためではなく、打算的な治療をする一握りの歯科医師がいるのも事実です。私のところに来た患者さんで、前の歯科医院で同じ歯科医師として信じられないような、ひどい治療をされた人もいます。

　ある患者さんは、４年ほど歯科医院に通っていて、「もし痛みが出たり腫れがひどくなったりしたら、口腔外科に紹介するからね」と言われながら、何回通院しても痛みが取れなかったそうです。

　私がレントゲンを撮ってみると、歯の中の治療をほとんどしていませんでした。ばい菌が入ったまま被せ物がしてあるのです。

　歯の中の治療は根管治療といって時間と手間がかかります。むし歯になった部分を取り除き、ばい菌が侵入してしまった歯髄（神経）を除去し、根管（歯根の中の管）の中を徹底的に清掃し消毒します。

　根管の数や形状は歯の種類によって異なり、しかも直径１ミリ以下と非常に狭く、ミクロン単位での細かい作業が必要です。しかし、きちんと根管治療をすれば、歯を抜かなくてもすむことが多くなります。

　ところが根管治療の保険点数は低いのです。お金のことだけを考えれば、こんな面倒なことはやりたくないというのが歯科医師の本音です。

しかし、ばい菌が入ったまま被せ物をしてしまったら、歯はどんどんダメになり、抜歯しなければならなくなるでしょう。患者さんはお金を払って、自分の歯をダメにしているようなものなのです。

また、何も悪くなさそうなのに治療されていた患者さんもいました。インプラントの患者さんだったのですが、前の歯科医院で歯周病の手術をしたというのです。

歯茎の状態は、骨が吸収されているわけでもなく、歯肉の状態がひどいわけでもありません。それなのに、歯肉の上の方だけ開かれた後、閉じられていました。

歯肉を切開するのは、フラップオペレーションといって保険点数が高い処置です。だから、本当はやらなくてもいい歯肉の切開をしたのではないか、と疑わざるを得ません。

横浜に住んでいる私の義理の弟もひどい目にあいました。

むし歯もない健康な歯だったのですが、前歯に何かはさまってしまい歯科医院に行ったところ、「はい、わかりました」とだけ言われ、いきなりガーと削って、それで終わりだったそうです。数日後、その歯が痛み出したので「痛い」と言いに行ったけれど、「いや、大丈夫。何でもありません」と言って取り合ってくれなかったということです。

夜になっても痛いので、私のところに電話をかけてきました。私の歯科医院まで来てもらい、レントゲンを撮ってみて驚きました。

つい数か月前まで健康だった歯が神経のところまで削られ、神経が炎症を起こしているのです。何でここまで削ってしまうのだろう、と怒りを覚えました。

しかし、一度削られたものは元には戻りません。痛みをなくすには、神経を取るしかないのです。麻酔をして処置をしたら、麻酔が切れた後も「痛くない」と言っていました。

私の姪も奥歯がむし歯だと言われ、「抜歯しなければいけないけれど、今日は神経だけ取っておきます」と、いきなり神経を取られたそうです。反対側の奥歯も抜歯と言われ、「抜いた後はインプラントにしましょう」と勧められたとか。私が診てみると、何の問題もない歯でした。

義弟も姪もいいカモにされたとしか思えません。同じ歯科医師として情けない限りです。

真面目にやればやるほどワーキングプアに!

しかし、打算的な治療を行ってしまう歯科医師が後を絶たないのは、医療保険制度に構造的問題があるからなのです。

むし歯を削る際にも高倍率の歯科用顕微鏡（マイクロスコープ）などを使って丁寧に治療すると、1~2時間かかってしまいます。しかし、この方法なら健康な歯を削り過ぎず、悪いところだけを削ることができます。見落としも格段に少なくなり、再発のリスクが低くなります。

5～10分ほどで粗く削っても、1～2時間かけて丁寧に削っても、保険点数は同じです。患者さんからいただく報酬は数百円に過ぎません。

患者さんから「そんな値段でいいんですか？」と言われるのですが、規定以上の金額をもらうわけにはいきません。ですから、真面目にやっている歯科医師ほど、きちんと納得した治療をすることと、それでは満足な報酬が得られないということの矛盾に悩まされているのです。

静岡県の最低賃金は時給８０７円です（平成28年10月）。保険からおりる金額を考えても、マイクロスコープなど数百万円する最新の診療機器などの経費を差し引けば、最低賃金より低い時給で働くことになります。「俺、何やっているんだろう、こんなことやっていて……」と情けなくなってきます。本当に労働基準監督署に訴えたいくらいです。

歯科大学を卒業してから大学院で歯科麻酔を専門的に勉強し、経験を重ねて技術を磨いてきましたが、私が行っている静脈内鎮静法は診療報酬表では1200点、1200円にしかなりません。

本来、保険に含まれる治療はすべての歯科医師ができる内容であるべきなのですが、静脈を確保して鎮静薬を注射して患者さんを安全に眠らせるという高度な専門技術が必要な治療を保険に入れてしまうことが理解できません。大多数の歯科医師ができないことをやっても1200円、材料費を除くと数百円にしかならないのです。

前述したように、血圧などをモニターし、手間暇かけてやっているのに……。患者さんに鎮静薬を静脈内に投与してから、患者さんが確実に帰宅できる状態に至るまで、少なくとも1時間以上かかるのに……。バカバカしくて、やっていられない、というのが正直な気持ちなのです。

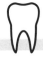

歯科技工士も志望者が少なくなっている……

高い技術を持っているのに低い報酬しか得られないという点では、歯科技工士も同じです。

歯科技工士とは、歯科医師の指示書に従って、入れ歯や歯の被せ物、歯の詰め物などを作成する仕事です。

歯科技工士養成機関の専門学校で勉強し、国家試験に受かった人が就ける職業です。顕微鏡を見ながら歯の被せ物や詰め物を作成しています。高度で精密な技工技術はもちろん、患者さん一人ひとりで違う歯の形や色を把握して違和感のないものをつくる審美性も求められます。

ところが、現在では歯科技工士不足が懸念されています。手仕事で生産効率が悪いため長時間労働になりがちで、低賃金となっています。それも診療報酬が異常に低く抑えられていることが直接の原因です。ハンドメイドで精緻なものをつくっているのに、不当に安いのです。

日本歯科技工士会が行った2015年の歯科技工士実態調査報告書によると、「現在、歯科技工士を続ける上で問題になっていること」という項目では「低価格、低賃金」と答えた人が81・1％にのぼり、「長時間労働」と答えた人も71・2％います。

こうした背景によって歯科技工士を目指す人は年々少なくなり、現在、歯科技工士として勤務している人で一番多いのが30〜35年未満の17・1％、次いで35〜40年未満の12・5％です。50代が主力で、10年未満は14・8％しかいません。

今のままでは、歯科技工士はいなくなってしまうかもしれないのです。

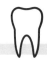

社会的な認知度が低い歯科衛生士

歯科治療は歯科医師だけでなく、歯科衛生士のサポートなくして成り立ちません。歯科医院では、歯科医師と歯科衛生士は両輪なのです。歯科衛生士は、歯科疾患の予防及び口腔衛生の向上を図るなど、患者さんのお口の健康づくりを支援する専門職です。

3年制以上の専門学校などの歯科衛生士の養成機関を卒業し、国家試験に合格すると免許証が得られます。

仕事内容は大きく三つに分かれています。

一つ目は歯科予防処置。むし歯や歯周病を予防するためにフッ化物塗布や歯垢、歯石の除去などを行います。

二つ目は歯科診療の補助。歯科医師の指示によって診療のサポートをするとともに、患者さんとコミュニケーションをとりながら歯科医師と患者さんが信頼関係を築くことを助けます。

三つ目は歯科保健指導。むし歯や歯周病の予防には歯磨きなどセルフケアが大切です。歯磨き指導のほか、高齢者などへの咀嚼や嚥下機能訓練の指導も重要性を増しています。

このように多岐にわたる仕事をこなしている歯科衛生士ですが、歯科医師と同様の高度な専門的な知識を持っていることも必要です。診療室で歯科医師に言われたことと、待合室で歯科衛生士に言われたことが食い違うと、患者さんは混乱してしまうでしょう。

たとえば、抜歯を行った場合、麻酔が切れた後も痛くないよう痛み止めを出しますが、私は「痛くなくても必ず服用してください。そのほうがラクですから」と伝えています。

ところが受付で歯科衛生士から「痛くなったら飲んでください」と言われる

と、患者さんは「アレ、どっちだろう」と思い、歯科医院への信頼が損なわれてしまいます。ですから、歯科医師が行っている治療内容をすべて理解して、患者さんに説明できないといけません。

私の歯科医院の歯科衛生士は講習会や学会にも積極的に参加し、試験を受けて歯科麻酔学会や日本インプラント学会などの認定歯科衛生士の資格を持っています。そのほか、救急蘇生のＢＬＳ（Basic Life Support）ヘルスケアプロバイダーの資格も所持しています。

しかし、一般的に歯科衛生士の社会的認知度は、同じ国家資格の看護師と比べて低いと言わざるを得ません。「歯医者の受付の人」「歯科医師の助手」「看護師さん」といった程度の認識の人が少なくないのです。

歯科衛生士の社会的認知度が低い背景には、やはり医療保険制度があると思います。

たとえば、私のところに、他の歯科医院で10年勤めていた歯科衛生士が「勉強したい」といって就職しましたが、歯石を取るスケーリングにしても私の歯科医院でやっていることは難しいと言います。

私が指摘した口の中の歯石が見えないのです。最初は言われた場所にスケーラーを当てることしかできませんでした。おそらく時間をかけて丁寧に歯石を見て取る習慣がなかったのでしょう。

一般の歯科医院では歯石を取るといっても、歯科医師が「上の歯のここからここまで、下の歯のここからここまで、歯石取っておいて」としか指示しないのではないでしょうか。ですから、歯科衛生士は自分が見える歯石を超音波の機械でシュシュと取って、歯科医師はそれを確認もしないでおしまいです。

確かに5~10分ほどの短時間で機械を使って歯石を取ってしまえば、保険の点数を付けられます。短時間で大勢の患者さんを診たほうが、診療報酬がたくさん出ますから、そうなってしまうのでしょう。

ちなみに、超音波の機械で歯石を取るだけではダメです。大きな歯石は取れますが、歯の表面を削って傷つけているので、そのままでは歯垢などが付きやすい状態になってしまいます。

ですから歯石を取った後、研磨して歯の表面をツルツルにしなければいけません。歯石を取っても、ザラザラのままでは意味がないのです。

短時間で多くの患者さんを診て診療報酬を多く得るというシステムの中では、歯科衛生士は専門職としての存在感を発揮できません。それが社会的認知度の低さの一因になっているのではないかと思うのです。

保険診療と自由診療の違いとは?

開業以来、私は医療保険制度の矛盾を感じてきました。そして、保険診療では限界があるのではないかと思い始めたのです。

一般的に歯科医院が行っている自由診療というのは、たとえば詰め物が保険ではパラジウム合金など銀色のものだけれど、自由診療なら白いセラミックが入れられる、といったものです。入れ歯についても、保険なら合成樹脂のもので自由診療なら金属床も可能、といった選択肢の問題になります。

しかし、本来の自由診療とは、そういったことなのでしょうか。治療自体はベルトコンベアー式に短時間で終わらせ、最後の材料だけの選択……。それで患者さんのためになっているのでしょうか。

私が考える自由診療とは、患者さんのために時間を取り、保険の制限に縛られずに納得のいく治療をすることです。

たとえば、根管治療をしていて、一生懸命に殺菌・消毒をしていたら、気づくと1時間たっていて、それなのに保険診療では数百円しか報酬がなくガックリしてしまう……。

納得できる治療を優先していると、歯科医院の経営がうまくいかず、最新機器も揃えられなくなり、提供できる治療レベルが下がっていってしまう恐れもあります。

保険診療にこだわっていると、自分自身にとっても患者さんにとっても、悪影響の方が大きいのではないか、と思ったのです。

そう考えた私は、5年前に保険医を返上しました。

第 6 章

だから私は「自由診療」を選んだ

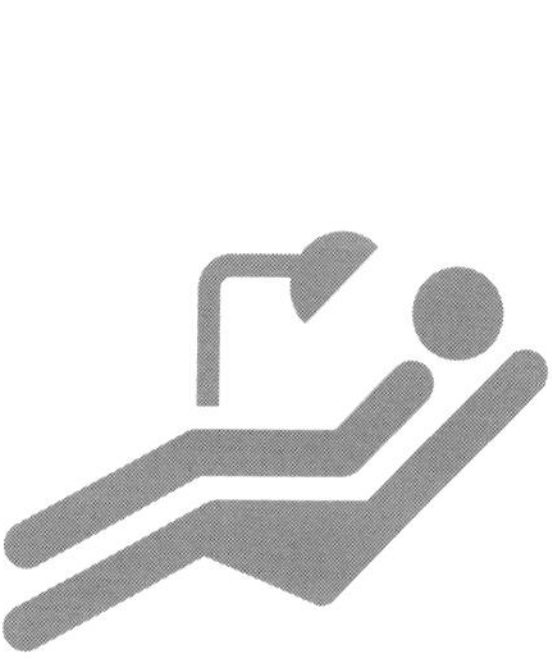

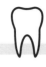

保険医を返上、自由診療専門に

前章で述べてきたように、医療保険制度の矛盾を感じていた私は、納得のいく診療をするために保険医を返上し、自由診療専門の歯科医院に切り替えることを決断しました。

それまでに来院してくださった患者さん全員に、次のような手紙を郵送し、3か月間にわたって月2回説明会を開きました。

お知らせ

日頃は当院の診療に対しご理解とご協力を頂きありがとうございます。

焼津のこの地にて昭和59年8月開業以来歯科医療に携わりました。しかしながら昨今および今後の歯科の保険診療を継続するにあたって、医院の治療方法と治療方針ではその経営が成り立たないとの結論に至りました。従いまして平成24年7月末日をもちまして、やむを得ず保険医を返上することに致しました。8月以降は保険証を使った保険診療ができません。現在通院している患者さんには、治療している部位のみ責任を持って終えたいと思っております。これまでの皆様のご厚情に対し心から御礼申しあげますとともに、ご理解の程よろしくお願い申しあげます。

今後は厚生労働省における診療の規制から解放されますので、一人の患者さんにはしっかり時間をかけて、私自身も納得のいく診療ができるものと確信しております。そしてスタッフ一同もよりよい診療に努めてまいりますので、これまで同様のご理解とご鞭撻を賜りますようお願い申し上げます。

伊東　哲

この手紙を出してから、焼津市文化センターで行った6回の説明会には1回平均30名の患者さんが来場してくださいました。最初は「困る」と言っていた患者さんたちも、私が事情を説明すると「歯医者って大変なんですね」「報酬は安いんですね」と理解を示してくれました。

もちろん、患者さんの中には「先生のところに行きたいけど、お金がないからこれからは行けない」「自分は行けないけど、先生は頑張ってください」と言う人たちもいました。

歯の治療には時間とお金をかけるべきだし、お金がかかるという私の提案を理解し、保険診療を行っていた7割の患者さんがリピーターとなって、自由診療専門になった私の歯科医院を支えてくださっています。

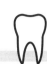

診療室を新築して自由診療に切り替え

昭和59（１９８４）年に開業し、医院の建物は30年近くたっていて老朽化していました。そして、静岡県の場合、東海地震の恐れがあります。駿河湾の海底にある溝・駿河トラフを震源地として、近い将来に大規模な地震が発生すると予測されています。耐震構造のしっかりした建物にしないと、患者さんやスタッフ、自分の命を守れません。

そこで、生命保険を解約し、小規模企業共済掛金も解約。新たに銀行から融資も受けて資金を調達し、診療室を新築しました。ＣＴなど機器類も購入して、平成24（２０１２）年8月から自由診療専門の歯科医院として再スタートを切りました。

もちろん、自由診療専門にすることについては迷いがありました。歯科医師

自由診療専門の歯科医院として再スタート

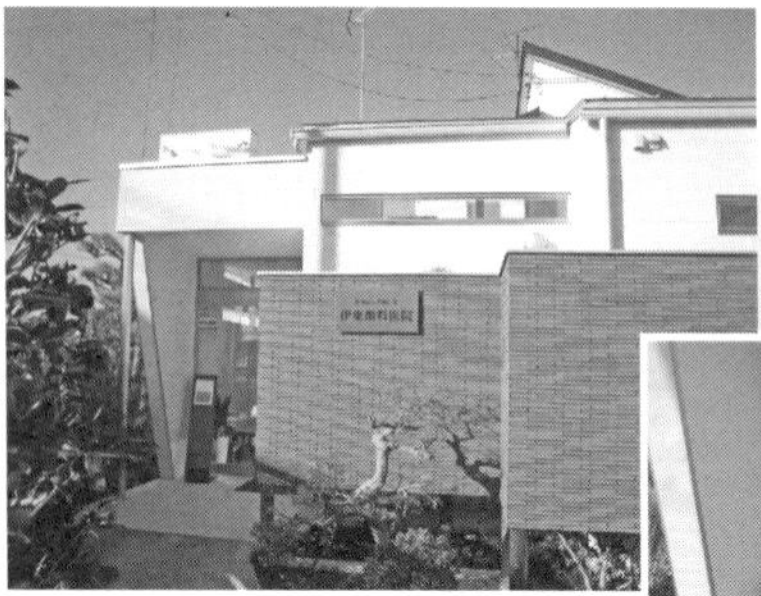

診療室の外観

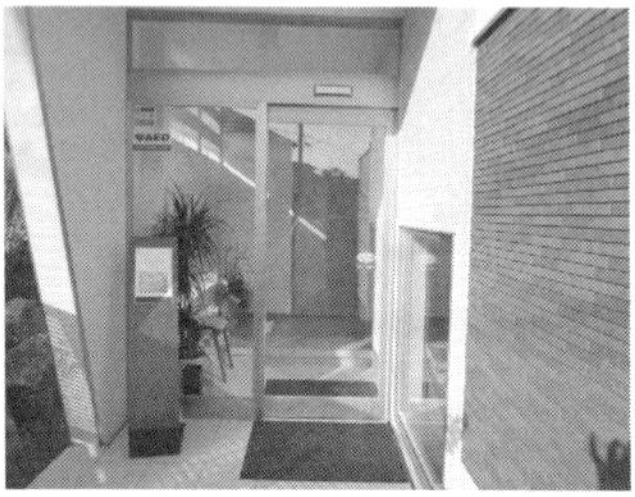

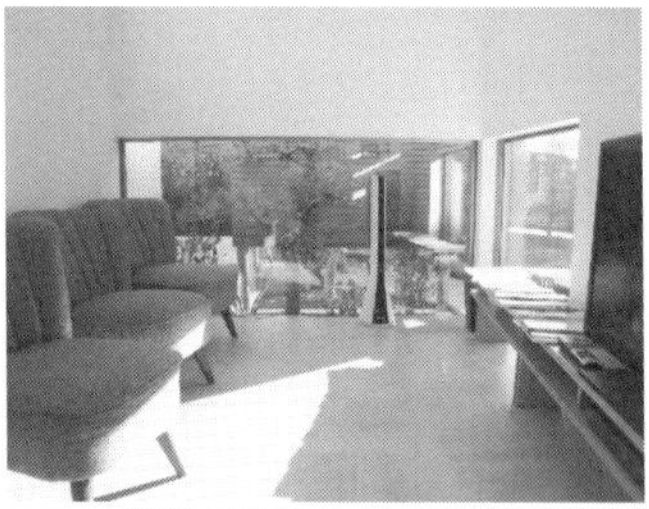

診療室内

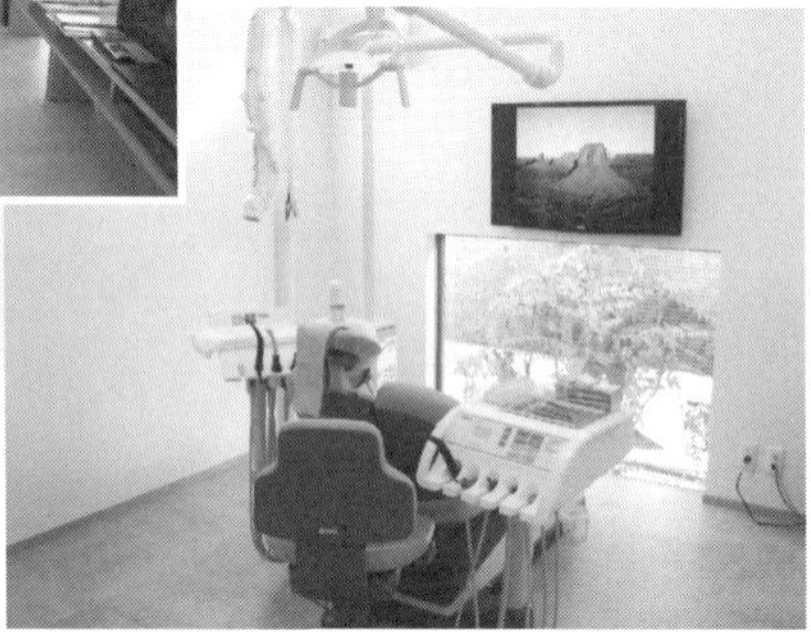

の友人たち、週1回麻酔科に行っている総合病院の医師たちからは「経営が成り立たないから、止めたほうがいい」とアドバイスされました。自分でも「やっていけるのかな……」という不安はありました。

しかし、保険診療で納得のいく治療を行っても歯科医院の経営がジリ貧になっていくストレスよりも、患者さんから適正な報酬をいただいて足元を固めた上で、さらに質の高い確実な治療を行い、残りの人生に生き甲斐を感じて働くことができる可能性に賭けてみたのです。

私が目指す理想的な歯科医師とは?

自由診療専門ですから、患者さんに対して、できる限りの質の高い治療の提供を心がけています。私が考える良い歯科医師の資質とは次の5点です。

1　得意分野を持つこと

私の専門は歯科麻酔です。筋肉内鎮静法と静脈内鎮静法について私がセミナーを開催してから、私の歯科医院に北海道から沖縄まで全国の歯科医師が来られ、一緒に勉強しています。3年前までは母校の歯科麻酔科の新人医局員に全身麻酔法、静脈内鎮静法を教えに行っていました。

ちなみに、審美歯科の一環として、ほうれい線や口元のシワなどを目立たなくさせるヒアルロン酸の注入や、歯ぎしりの治療のためのボツリヌストキシンの注射の仕方を教えるセミナーにも講師として呼ばれています。ペインクリニックの経験が豊富で、解剖学を基礎に、どこに注射を打てばいいのかを教えられるプロと認識されているからだと思います。

そのほか、歯科麻酔について専門書を共著で出し、学会に論文も発表しています。

ですから、痛みのない治療を行うリラックス外来は私の専門分野であり、自信を持っています。

2　診断と技術のレベルが高いこと

私の専門分野は歯科麻酔ですが、アメリカと違って日本では歯科麻酔だけでは歯科医師として通用しません。一般の歯科医師に教えている歯科麻酔のプロであっても、麻酔しかできないのでは、開業している歯科医師としては不適格でしょう。歯の治療ができ、入れ歯もできなければいけません。

ですから、私は他の歯科医師に負けないような診断と技術のレベルを保つように努力し、常に勉強を怠らないようにしています。

年齢のことを言いたくありませんが、私は還暦を超えています。そして、いまだに自分の不得意な分野のセミナーには積極的に参加しています。たいてい私が最高齢になるので「イヤだな」という気持ちも多少はありますが、わからないことを勉強するのは当たり前だと思うのです。一生懸命に学ぶ気持ちがあれば、年齢は関係ないのではないでしょうか。

若い頃にしていた治療は、知識不足と経験不足で今より下手だったと思います。ですから、私の診断と技術のレベルは、年々確実にレベルアップしていると言えるのです。

3 職人気質であること

1～2時間かけて行った治療であっても、最終的に自分が納得できなければやり直すという職人気質が必要だと思います。

「2時間かけたのに……」「あー、できなかった。情けないな」と思う場合は、私は「時間をいただいたのに申訳ありませんが、もう1回やらせてください」と患者さんにお願いして、やり直します。歯科においては、完璧を求める職人気質がなければ、良い仕事はできないのではないでしょうか。

もちろん報酬は1回分だけです。薬剤や材料など経費はかかっていますが、失敗すれば自分の責任ですから報酬はゼロです。自由診療では完全な自己責任になります。保険診療では、失敗しようが成功しようが、1回ごとに報酬をもらうことになってしまいます。

先日、ホワイトニングで来院された患者さんは、高倍率のルーペで見てみると、歯と歯茎の境目に詰め物が出っ張っていました。本来、出てはいけないものが、歯茎の外にはみ出しているわけです。

出っ張っている部分には歯垢が付きやすくなります。歯科医師が病気になる原因をつくってしまっているのです。これは医原性疾患です。キレイな歯面にするべく、高倍率のルーペや顕微鏡を使って、丁寧に削っていきました。本当に細かなところまで、手を抜かずにやる職人気質が必要なのです。

4　器用であること

歯科医師の適性として、手先が器用であることは重要です。下手くそな先生には自分もかかりたくありません。そして、丁寧な仕事をすること。雑な性格では、キレイな仕上がりは望めません。

5　打算的でないこと

もし、保険の点数しか考えていないような歯科医師がいたとしたら最低です。しかし、患者さんが歯科医師を打算的かどうか見極めるのは不可能でしょう。患者さんと信頼関係を築くには、私は一生懸命に真面目に治療することに尽きるのではないかと考えています。

人間同士ですから、治療中の一瞬の力の入れ具合、息遣い、視線などで、患者さんにも「何か、一生懸命にやってくれている」と、こちらの思いが伝わっているのではないでしょうか。適当にやって「はい、終わりました」と言われれば、患者さんは「ちゃんとやってくれているのかな?」と不信感を持つでしょう。その違いは理解していただけている、と信じています。

自由診療だからこそ可能な診療とは……

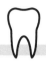

自由診療というと、「ぼったくられる」と感じてしまう患者さんがいるようです。しかし、私が考える自由診療とは、数をこなさなければ経営が成り立たないような低価格で治療を行う保険診療とは違い、精緻で高度な治療を提供し、適正な報酬を得るやり方です。

たとえば、薄利多売の機械生産のカップ麺と、修業を積んだ料理人がつくる中華料理店のラーメンでは、素材も味もまったく違います。値段は5〜10倍違いますが、誰も中華料理店がぼったくりをしているとは思わないでしょう。

では、自由診療ならではの良質の診療とは、どんなことなのでしょうか。

まず、患者さん一人に対して十分な時間をかけられることです。保険診療では数をこなさなければいけませんから、ベルトコンベアー式に手早く治療している歯科医院がどうしても出てきます。しかし、自由診療ならば、時間をかけて納得のいくまで丁寧な治療を行うことができます。

たとえば、むし歯の治療でもルーペや歯科用顕微鏡を使って、丁寧に見て削ることができます。2・5倍や8倍などの高倍率のルーペや顕微鏡で見ながら削っていると、すぐに1時間たってしまいます。患者さんは口を開けているのが辛くなるので1時間程度でやめようと思いますが……。見落としや削り過ぎは格段に少なくなります。

実際に自由診療によって時間をかけることで、症状が改善された例を紹介しましょう。

平成26年11月に「違和感がある」と来院された患者さんですが、歯の内部が炎症を起こしていました。被せ物をはずし、感染源を除去していく根管治療を行いました。根管内の汚れを取り消毒するという基本通りのことを、地道に時間をかけて行ったところ、治っていったのです。

前にも述べましたが、根管治療は手間暇かかるのに保険の点数が低いため、通常なら抜歯ということになってしまうでしょう。しかし、時間をかけて根管治療をしたことで抜歯しなくてすみ、患者さんの歯を残すことができました。

ちなみに、感染が下あごにあるオトガイ孔まで広がってしまうと、オトガイ孔を通る神経の炎症による腫れのため、オトガイ部（下あごの一部）に知覚異常が出てきてしまいます。やはり、感染の最初の頃に時間をかけて真面目に治療することが大事なのだと思います。

また、70代の患者さんですが、食いしばりで長年の間に歯が削れてしまい、噛み合わせの位置が低くなり、入れ歯を入れるスペースが狭くなっていました。そこに入れ歯を装着すると、痛みが出る可能性が高くなります。入れ歯を入れても、痛くて食べられないのでは有害無益です。

本人は何十年もかかって歯が削れてしまい、噛み合わせの位置が低くなってきたので、徐々に慣れてしまい物を食べることはできていたので、入れ歯を装着するスペースがないことを最初は理解できないようでした。

入れ歯を装着するために、噛み合わせの位置を上げる処置を行いました。保険診療では手間暇がかかり過ぎてできません。自由診療によって、痛みを感じ

噛み合わせの位置を上げた患者さん（咬合挙上）

模型による正面観

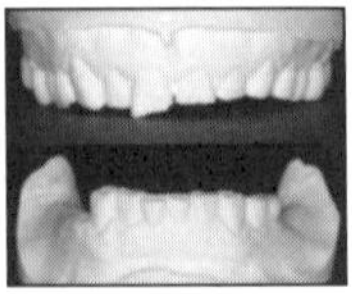

治療前
上・下前歯が磨り減っている。下顎の左右の臼歯がない

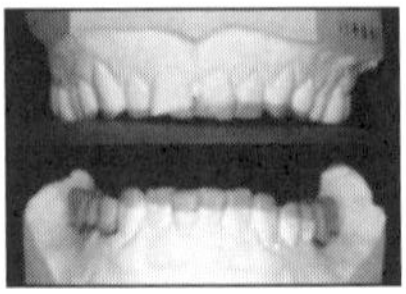

ワックスで元の状態を復元している

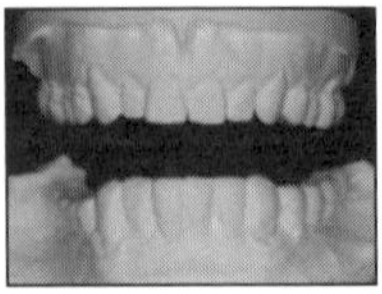

治療後

咬合挙上前後の正面観

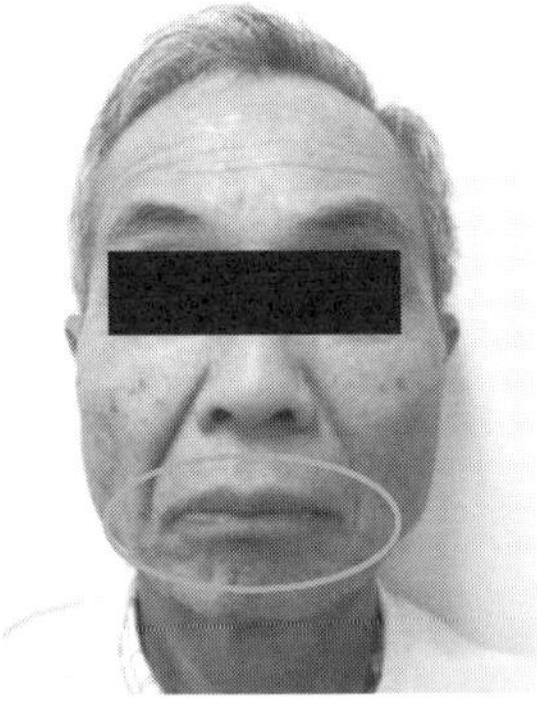

Before

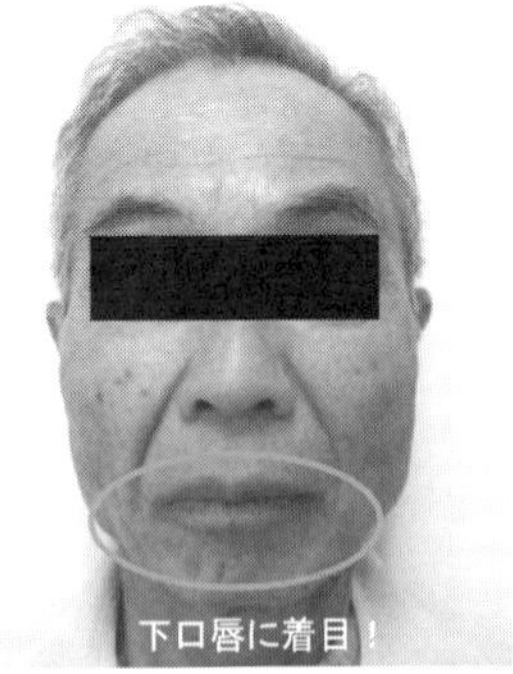

After
前歯で12ミリ挙上しています

ない入れ歯を装着することができました（前ページ参照）。

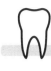

自由診療の利益は、最新の精密な機器、材料、スタッフの待遇改善に

歯科機器の発達は日進月歩です。インプラントのサージカルガイド（インプラントの深度と方向を容易に安全に確実に決められる）もそうですが、最新鋭の機器を使用することで、安心・安全が高まります。歯科材料も良い物を使えば、治療効果が上がります。

しかし、歯科機器は高額です。1台数百万円するのですから、保険診療で良心的な治療を行っていては、購入はおぼつきません。適正な治療報酬をいただくことで、必要十分な機器と材料を使用することができるのです。

ちなみに、自由診療に切り替えた際に私はＣＴを導入し、平成27年には20倍まで拡大して見られる歯科用顕微鏡（マイクロスコープ）を導入しました。マ

最新機器による治療

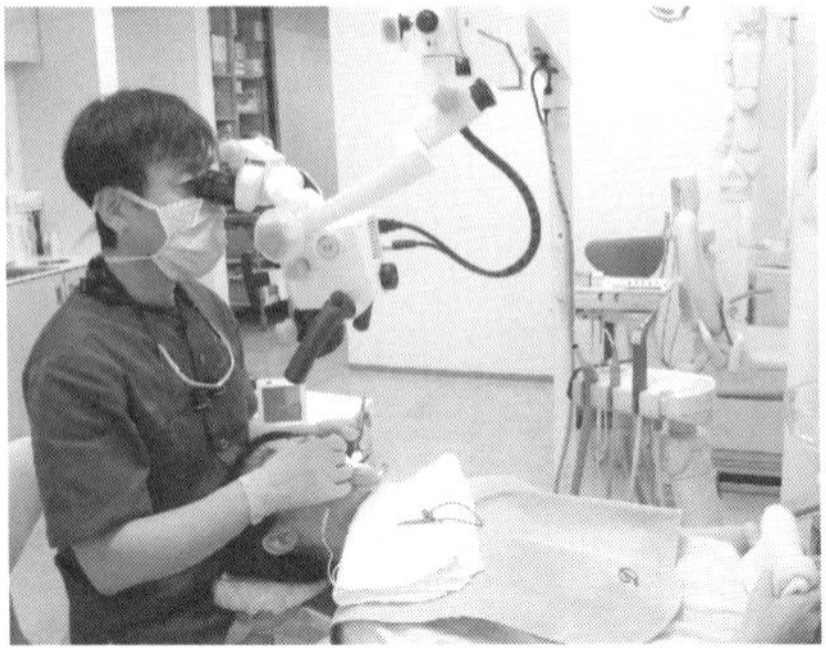

◀マイクロスコープを使用して治療を行っている

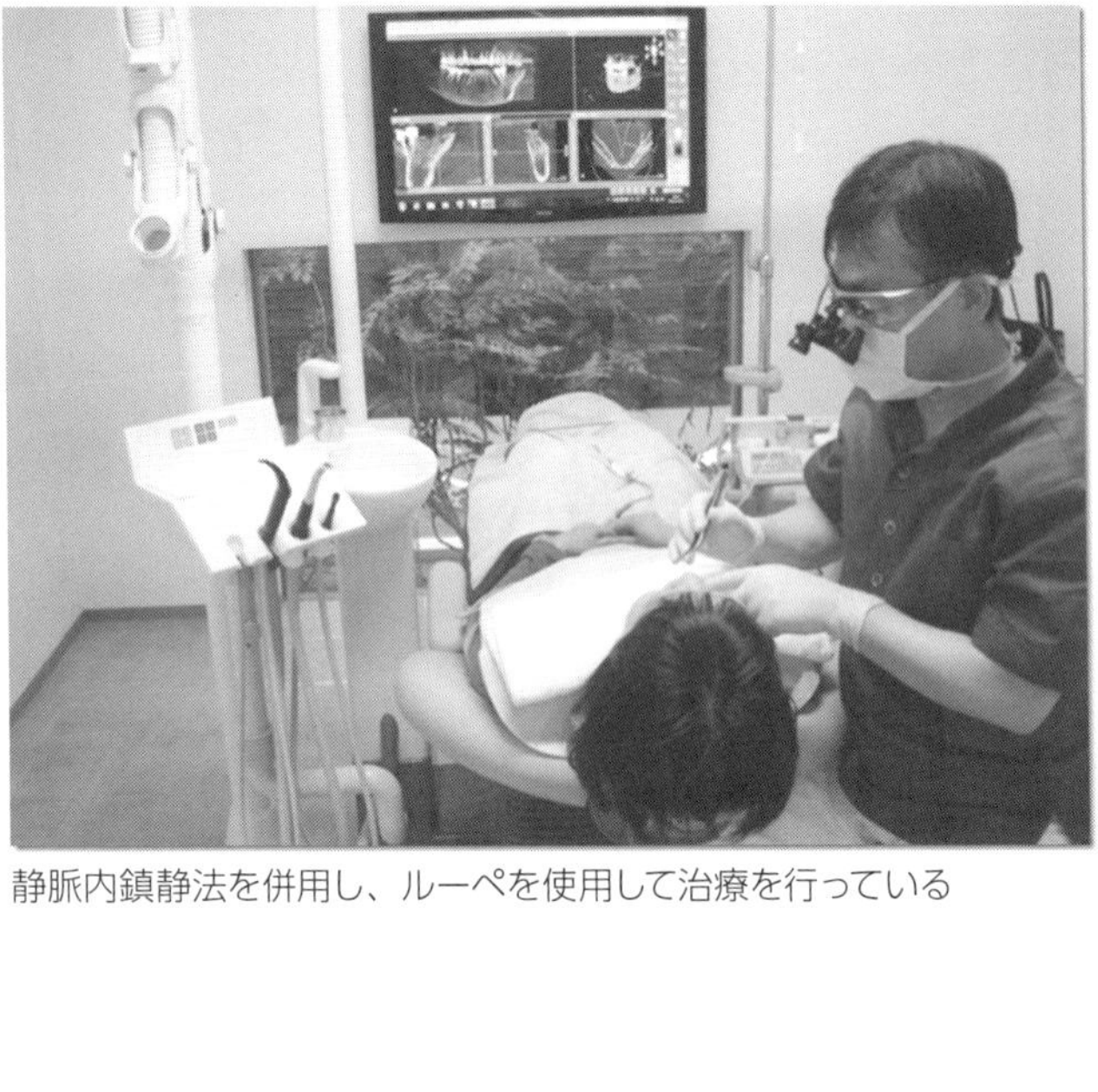

静脈内鎮静法を併用し、ルーペを使用して治療を行っている

イクロスコープを使った治療は、時間と手間がかかるので自由診療にならざるを得ませんし、使いこなせる歯科医師も少ないため、導入している歯科医院は全国で数%だそうです。

また、前述しましたが、歯科衛生士や歯科技工士などスタッフの力も重要です。自由診療で得られる利益は、スタッフの待遇改善にも反映させることができます。

患者さんのために最善を尽くす環境を整えるには、自由診療しかないというのが、私の結論なのです。

第 7 章

伊東式「痛みのない治療」&「自由診療」へのQ&A

Q

子どもの頃に行った歯医者には痛くて怖い思い出しかなく、大人になってからも多少の痛みぐらいなら痛み止めを飲んで我慢していました。最近、歯の痛みがひどくなってきて、さすがに治療しなければいけないと頭ではわかっているのですが、どうしても歯医者に行く気になれません。インターネットで知ったのですが、本当に痛い思いをしないで歯を治すことが可能なのでしょうか。

A

私は静脈内鎮静法を併用し局所麻酔を効かせた「痛みのない治療」を行っています。痛い思いや治療していることを忘れられるように、静脈に鎮静薬を注射します。鎮静薬の効果でリラックスして快適な気分になったところで、電動注射器を使って局所麻酔を打ちます。電動注射器は、薬剤を注入する速度をゆっくりと一定にできるので痛くないのです。

麻酔が効いたのを確認してから治療を始めますので、患者さんは最初から最後まで痛みを感じず、寝ている間に治療を受けられます。

子どもの頃に痛い思いをしたり、歯科医師に怒られたりしたことがトラウマになって、歯科医院に行けないという人は大勢います。しかし、歯が痛いのに痛み止めでごまかしていたら、どんどん歯が悪くなっていってしまい、最終的には歯を抜かなければいけなくなるでしょう。

いったん永久歯を失えば、二度と生えてきません。できるだけ自分の歯を残すことが、健康に生きるための基本になります。

「歯医者に怖くて行けない」という人たちにとって、静脈内鎮静法を併用した「痛みのない治療」は夢のような方法だと思います。眠りから覚めた患者さんは「これから治療するのかと思った」と言います。眠っている間に治療は終わってしまいます。痛い思い、怖い思いから解放されます。静脈内鎮静法を併用した痛みのない治療で早めに治療することをオススメします。

Q

高齢で血圧が高いのですが、静脈内鎮静法を受けられるでしょうか。

A

静脈内鎮静法では鎮静薬を打ちますので、心身がリラックスして血圧も安定します。血圧や心拍数などをモニタリングしながら治療を行いますので、血圧の高い患者さんにとって極めて安全な方法と言えます。

患者さんの体がリラックスした状態で治療を行うので、体力の消耗もそれほどありません。インプラントを何本も入れる場合や、抜歯して入れ歯を即時装着するなど、高齢の患者さんで時間のかかる治療が必要な場合に、静脈内鎮静法は効果的な方法と言えます。

Q

定期健診に行くたびに、かかりつけの歯医者から「隣接する歯がむし歯になってしまうと治療が難しいので、親知らずを抜いたほうが良い」と勧められています。前に親知らず1本を抜歯した時は、局所麻酔が切れてから半日以上痛みが引かず辛い思いをしたので、なかなか決断できません。親知らずの歯磨きを頑張って、抜かずにすまそうとも思っているのですが……。

A

隣接歯がむし歯になってしまうと治療が難しくなるので、噛み合わせが悪い親知らずは抜いたほうが無難でしょう。

私の「痛みのない治療」で抜歯すれば、治療中に痛みを感じることはありません。抜歯後も痛み止めをきちんと服用すれば、痛みや不快感がなく日常生活を送ることができます。

「薬はできるだけ飲まないようにしたい」という患者さんも多いのですが、痛みが出てから飲むのでは、薬が効くまでの間、苦しい思いをしてしまいます。治療後から積極的に痛み止めを服用すれば、辛い思いをしないですむでしょう。

Q

口を大きく開けるのが苦手で、歯の治療器具が口の奥に入ってくると、オェッとえずいてしまいます。歯医者さんには「もう少し頑張って！」と言われるのですが、気持ち悪くなって吐いてしまいそうになります。静脈内鎮静法ならえずかなくなるのですか。

A

食べ物以外のものが口の中に入ると、えずいてしまうことを「嘔吐反射」と言います。嘔吐反射の患者さんは少なくありません。歯科医師にとっては大変治療しづらい症状ですが、静脈内鎮静法ならば患者さんはえずくこともなく、「口を開けてください」と言えば無意識のうちに口を開けてくれるので、非常に治療しやすくなります。

嘔吐反射で歯の治療ができないと、むし歯や歯周病などが進行してしまいます。静脈内鎮静法で早期に治療したほうが、痛い思いもせず、治療回数も少なくてすむでしょう。ぜひ静脈内鎮静法にトライしてみてください。

Q

4歳の子どものむし歯を治しに歯医者に連れて行ったのですが、泣き叫んで暴れてしまい、歯医者さんにも怒られる始末で、結局、治療もできず親の私も身の置き所がない思いをしました。乳歯ですが、このままむし歯を放っておくことも心配です。痛みのない治療は子どもでも受けられるのでしょうか。

A

怖くて歯医者さんに行けないという歯科処置恐怖症の患者さんの場合、たいていは子どもの頃の痛かった思いや恐怖感が原因となっています。

大人になっても歯医者嫌いになって、むし歯や歯周病を重症化させてしまい、若いうちから歯がどんどん失われていくことになりかねません。また、矯正の必要が出てきても、処置が困難になってしまうでしょう。

このような歯科処置恐怖症の患者さんをなくすには、歯科医師が子どもにきちんと対応することが重要です。怖がって泣き叫ぶ子どもを叱っても、歯医者嫌いが激しくなるだけでしょう。

私は子どもに対してもウソをつかないようにしています。「痛くないからね」と言いながら、いきなりブスッと注射をすれば、子どもは騙されたと思い、歯医者さんを信用しなくなり、何も言うことを聞かなくなるでしょう。患者さんが子どもであっても、信頼関係を築くことが大事なのです。

歯医者嫌いになっている子どもに対しても、時間をかけて粘り強く説明していけば、診療台に上がって治療を受けられるようになると思います。むし歯の状態がひどくないようならば、お子さんの将来のためにも、そのような対応をしてくれる歯科医院を探してみてください。

しかし、治療に急を要する場合、大がかりな治療が必要な場合などは、鎮静薬を飲ませる方法もあります。このような方法で治療すれば、注射や恐怖の記憶は残りません。歯科恐怖症にならない良い方法なのではないかと思います。子どもへの歯科麻酔の経験のある歯科医院がオススメです。

Q

3本の歯のむし歯が進行していて、歯医者さんにはインプラントを勧められています。しかし、雑誌などではインプラント手術の失敗例などが取り上げられているので心配です。高齢なので手術に耐えられるのかも不安です。

A

インプラント手術は、あごの骨にチタン製の人工歯根を埋入して、その上に被せ物をします。入れ歯よりも良く噛めるので、優れた方法だと思います。ただし、口腔外科手術ですので、専門性の高い治療になります。

インプラントが人に応用されて50年以上の歴史がありますが、日本でインプラント手術が普及し始めたのは1980年代以降で、日本の大学歯学部や歯科大学でインプラントの講義が行われるようになったのは最近です。中にはインプラントメーカーの講習を受けただけで手術を行ってしまう歯科医師もいて、技術が未熟なための失敗例もあるようです。

インプラント手術をするなら、インプラントの学会に所属し、登録医や認定医、専門医の資格を持っている歯科医師が安心でしょう。あるいは、かかりつけの歯科医師がインプラント手術に習熟し経験豊富なのか調べてみてください。

また、ご高齢で3本の歯をインプラントにする予定ということならば、静脈内鎮静法でインプラント手術を受けられることをオススメします。鎮静薬で血圧も安定しますし、痛みを感じず、寝ている間に終わりますから、体への負担が少なくてすみます。1回に3本とも手術してしまえば効率的です。

インプラント手術に習熟し、なおかつ静脈内鎮静法ができる歯科医院で手術を受けるのが理想的でしょう。

Q 静脈内鎮静法ができないケースを教えてください。

A

全身の筋力低下、特に眼瞼下垂など眼の症状を起こしやすい重症筋無力症の患者さんには、静脈内鎮静法を行うには注意が必要です。

また、視野が狭くなる緑内障の場合、鎮静薬が眼圧を上げてしまう可能性があると言われています。緑内障の場合は、患者さん自身が緑内障の病型や病期を認識しているとは限らないので、使用する薬剤の名称を眼科の医師に確認すれば安心だと思います。

そのほかの場合は基本的に静脈内鎮静法を行えますが、持病をお持ちの患者さんは緑内障に限らず、事前にかかりつけの医師に相談すれば確実だと思います。また、手術後の痛みを抑えるために、患者さんが服用している薬の種類によって、痛み止めを変えることもあります。歯科医院での問診時に伝えていただければと思います。

Q

インターネットで探すと〃無痛治療〃を行っている歯科医院がたくさん載っています。どうやって選べばいいのでしょうか。

A

私が考える「痛みのない治療」とは、治療中は確実に痛みがなく、治療後も痛みを徹底的に抑えることです。したがって、歯科麻酔が専門の歯科医院に依頼するのが安心でしょう。歯科麻酔学会の登録医や認定医、専門医であれば、知識も経験も豊富なので信頼できると思います。

〃無痛治療〃を謳っているだけで、未熟な歯科医師が局所麻酔を行えば、注射自体が痛みを伴いますし、患者さん一人ひとりに応じて局所麻酔薬や鎮静薬の種類や量を使い分けたりすることができず、確実な効果が十分に得られない場合も出てきてしまうかもしれません。
歯科医院のホームページなどで、歯科麻酔学会の登録医、認定医か専門医であることを確かめるのが安心だと思います。

Q

先生のところは自由診療専門と聞きました。お金持ちだけを相手にしているようなイメージで敷居が高いのですが……。

A

自由診療専門といっても、お金持ちを相手にするという考え方ではまったくありません。保険診療では報酬が低く抑えられ、私が治療しようとすると時間がかかり過ぎて、経営が成り立たないということに疑問を持ったので、保険医を返上して自由診療専門にしたのです。

むし歯になっている部分を顕微鏡などで丁寧に見ながら削っていくと、すぐに1時間たってしまいます。保険診療では数分間削っただけでも、顕微鏡を見ながら1時間かけて丁寧に削っても、同じ点数にしかなりません。ですから、短時間の治療で数をこなそうとする歯科医院が出てくるのです。

納得のいく治療をして適正な報酬をいただくことで、歯科医院の経営の基盤を固め、最新の機器も導入して、より精度が高く安全な治療を提供できればと考えています。

患者さんにとって保険診療の安さは魅力かもしれませんが、患者さん自身で治療内容の質を判断していただければと思います。

大手外食チェーン店の廃棄処分品が激安スーパーで販売されていて、社会問題になったことがあります。安さだけを求めれば、品質はおざなりにされてしまう典型的な例なのではないでしょうか。

質の高さや安心・安全を求めるならば、一定のコストはかかります。「とにかく安く、でも品質の良いものを」というのは、ない物ねだりです。

丁寧な治療を行えば再発のリスクは低くなり、歯を残せる可能性も高まり、通院回数も少なくなります。自由診療のほうがコストパフォーマンスに優れている、という見方もできるでしょう。

私の歯科医院では最初に診療内容について説明します。無理に高額な治療を勧めることは一切していません。説明を聞いて納得できたら、次回の受診へというシステムですので、気軽に予約をしてみてください。

Q 保険でつくった入れ歯をしていますが、痛くてあまり物を噛むことができません。自由診療ならば痛くない入れ歯ができるのですか。

A 保険の入れ歯だから痛くなる、自由診療の入れ歯なら痛くない、というのは正確な表現とは言えません。保険でも痛くない入れ歯をつくることは可能だからです。

ただし、痛くない入れ歯をつくるには歯科技工士と歯科医師の高度な技術と時間が必要です。

入れ歯は歯科技工士がミクロン単位で精密に時間をかけて手づくりしていいます。完成してからも、歯科医師が装着時の噛み合わせをミクロン単位で調整しなければなりません。歯科技工士も歯科医師も、手間暇をかけてやらないと、一人ひとりに応じたピッタリの入れ歯をつくることができないのです。

しかし、保険診療では点数が決まっていて、いくら時間をかけて心血を注いだとしても、短時間で作成して数分間で噛み合わせを見るだけの入れ歯と同じ報酬しかもらえません。快適に物が噛めるような入れ歯をつくっても、それが保険の場合、歯科技工士や歯科医師の仕事を時給換算すれば、普通のアルバイトより低くなってしまうのではないでしょうか。

自由診療ならば、適正な報酬のもとで時間をかけることができます。

歯を失ってしまっても、入れ歯によって物が食べられるようにすることは大変重要です。健康に長生きするには必要なことなのです。入れ歯が痛くて噛めないというのでは、入れ歯をする意味がありません。私たち歯科医師は、できるだけ痛くない入れ歯を提供したいと考えています。「痛いのは我慢して、慣れてください」と言う歯科医師は無責任なのではないでしょうか。

自由診療は保険診療にくらべれば高額になりますが、きちんと物が噛める入れ歯ができる可能性は高いと言っていいでしょう。物を食べられるというのは、人間として最も大切なことです。そのための費用と考えれば、決して高くはないと思います。

Q

共働きで子どもを育てています。毎日忙しく、歯医者に行く時間をつくるのが大変です。予約をして待ち時間なしで、短時間で治療してもらえる歯医者を探しているのですが……。

A

私の歯科医院は完全予約制ですので、お待たせしないようにしています。ただし、短時間の治療はムリだと思います。歯石を取るだけでも時間がかかります。歯垢が付きにくいように研磨もします。5分、10分ではとてもできません。

むし歯の治療も同じです。高倍率の顕微鏡でチェックしながら、むし歯部分のみを削るようにしています。健康な部分をできるだけ削らないようにしているのです。根管治療といって歯根部分の管の中の清掃・消毒をするのも非常に細かい作業になります。

症状によって治療時間は異なりますが、丁寧な治療を行えば1〜2時間はかかります。そのため私の歯科医院は自由診療専門になっています。

忙しい日常を送られているとは思いますが、きちんと治療しなければ再発したり、歯の痛みがひどくなったりするばかりです。土曜日に予約していただくか、半休や有休などを有効に使って治療のための時間を捻出していただければと思います。

患者さんの貴重な時間をいただいているのですから、予約時間はその患者さんのために全力を挙げて治療いたします。そうしたことができるのが自由診療のメリットだと考えています。

おわりに

歯科大学を卒業し、大学院で歯科麻酔を専攻して以来、「痛みのない治療」を実践してきました。昭和59年に開業してからも、患者さんの不安や恐怖を取り除き、痛い思いをさせずに治療を行うことを重視してきました。

そして、真剣に患者さんのことを考え、自分が納得する治療を行うために、5年前に保険医を返上し、自由診療専門の歯科医院として再スタートを切りました。

周囲は驚き、「やめたほうがいい」という心配する声が多々ある中、手探りで始めましたが、痛みのない治療や自由診療の意義を理解してくださる患者さんに恵まれ、やり甲斐を感じる日々を送ることができています。

また、歯科麻酔についてのセミナーも開催し、日本全国から同業の歯科医師が参加してくださいます。最近では韓国の歯科医師とコラボレーションしたセミナーも行っています。

静脈内鎮静法を併用し局所麻酔をしっかり効かせた「痛みのない治療」が国内外に徐々に広まっていくことで、歯医者嫌いの患者さんが少なくなり、歯科治療によって患者さんの健康維持に貢献できることを願っています。

そして、私が主催するセミナーについては、受講費用を東日本大震災と2017年からは熊本地震の被災地に寄付しています。

2011年3月に大震災が起き、5月のゴールデンウィークにボランティアで被災地に入りました。復旧が進まず、歯科のボランティアはできない状況でしたので、ラジオで聞いた「かーちゃんの力・プロジェクト」に参加し、ジャガイモの栽培など農業に従事し、水田にゼオライトを撒く作業なども行いました。

そのような縁があって、セミナーの受講費用のほぼ大半を相馬市に、4年目からは飯舘村に寄付しています。

このように、公私ともにやり甲斐を感じながら、今後の人生を一生懸命に生きていきたいと考えています。本書を著したのも「歯医者が怖くて、歯が痛くても行けない」「歯が痛くなったら、とにかく自宅か勤め先の近くの歯医者に飛び込む」という人が多くいて、そういう人たちに痛みのない治療があることを知っていただきたいと強く思ったからです。

さらに、ほとんどの歯科医師が厚生労働省の縛りの下で頑張って患者さんを診ていますが、一握りの歯科医師によって保険の不正請求やインプラントのトラブルが引き起こされて、歯科業界全体が悪の温床のように報道されていることが残念でならなかったからです。

本書を読んで、歯科治療について、あるいは歯科業界について、見直すきっかけにしていただければ幸いです。

領　収　書

金　[redacted]　円

これは飯舘村に対する寄付金(いいたてっ子未来基金)として上記正に受領しました。

御住所　〒425-0071
静岡県焼津市三ケ名1249－1

御氏名　伊東 哲　様

但し、

[redacted]

以上、歯科医師とスタッフの方のご協力をいただきました。

平成29年4月27日

福島県相馬郡飯舘村伊丹沢字伊丹沢580番地1

相馬郡飯舘村長 [redacted]

受　領　書

金[redacted]円

これは益城町に対する義捐金として上記正に受領しました。

御住所　〒425-0071
静岡県焼津市三ケ名 1249-1

御氏名　伊東　哲　様

但し、

[redacted]

以上、歯科医師とスタッフの方のご協力をいただきました。

平成 29 年 4 月 27 日

熊本県上益城郡益城町宮園 702
益城町長　[redacted]

熊本県上益城郡益城町長之印

待望の患者さん向けの本書を上梓できたことは私の人生の証《あかし》です。私の本来の夢は専門書の単著による発刊にあります。自分の診療を再確認しながら、患者さんのためにも今後、微力ではありますが、歯科医療の発展に貢献できるよう精進します。

最後になりましたが、このような機会を与えてくださり、叱咤激励していただいた現代書林の鹿野青介さんと、忌憚のない意見と有益なコメントをくださった関口章子さん、平川潔さんに感謝申し上げます。また、当院スタッフで歯科衛生士の吉野英世さんには、多大なる協力と助言をいただきました。

本当にありがとうございました。

著者

本当《ほんとう》に痛《いた》くない、怖《こわ》くない歯《は》の治療《ちりょう》

2017年7月20日　初版第1刷

著　者 ―――――― 伊東《いとう》　哲《さとし》
発行者 ―――――― 坂本桂一
発行所 ―――――― 現代書林
〒162-0053　東京都新宿区原町3-61　桂ビル
TEL／代表　03(3205)8384
振替00140-7-42905
http://www.gendaishorin.co.jp/
ブックデザイン ―――― 吉崎広明(ベルソグラフィック)
図版・イラスト ―――― 村野千草

印刷・製本：広研印刷(株)
乱丁・落丁本はお取り替えいたします。
定価はカバーに表示してあります。

ISBN978-4-7745-1651-6 C0047